Mechthild Scheffer

Bach-Blüten
nach Reaktionstyp

Der neue Einstieg
in das Bach-Blütensystem

IRISIANA

Inhalt

Warum dieses Buch – und was es Ihnen bietet

Seit fast 30 Jahren veröffentliche ich Bücher, die das Verständnis der Original Bach-Blütentherapie vertiefen und ihre Anwendung erleichtern sollen. Ein Erfolg ist da: Der Bekanntheitsgrad der Bach-Blüten beträgt nach Expertenschätzungen beim weiblichen Teil der Bevölkerung etwa 80 Prozent. Umso ernüchternder ist die folgende Erfahrung: Sehr viele Menschen, die die Beschreibung aller 38 Bach-Blüten durchgelesen haben, sagen begeistert: »Ich brauche sie alle.« Dann resignieren sie vor der Fülle der möglichen Verhaltensmuster und kommen schließlich über die Anwendung von Rescue, dem Notfallmittel, nicht hinaus. Sie werden also die einmaligen Wirkungen der Original Bach-Blütentherapie nie an sich selbst erfahren. Das ist bedauerlich. Denn Dr. Edward Bach hatte die Vision, dass seine Blüten in jeder Familie benutzt werden würden.

Die meisten Menschen erfahren die volle Wirkung der klassischen Bach-Blütentherapie nie an sich selbst.

Wo liegt der Grund für diese Entwicklung? Und warum nutzen noch immer nicht mehr Vertreter der Heilberufe die Bach-Blütentherapie als seelische Ergänzungstherapie, die sich doch so problemlos mit nahezu allen anderen Therapieformen – ob allopathisch oder naturheilkundlich – kombinieren lässt?

Die menschliche Natur ist komplex

Die mögliche Antwort: Die von Bach proklamierte »Einfachheit« seiner Therapie ist bei näherer Betrachtung doch nicht ganz so einfach. Selbst wenn man voraussetzen kann, dass eigentlich jeder Mensch ein grundsätzliches Interesse an der menschlichen Natur und damit theoretisch auch an den Bach-Blüten mitbringt – es wird schwierig, wenn es gilt, zwischen 38 differenzierten Verhaltensmustern (beispielsweise fünf Spielarten der Angst oder sechs Formen von Unsicherheit) zu unterscheiden, um die richtige Blütenmischung zu ermitteln. Dieses zu erlernen ist eine Frage von Zeit und differenzierter Selbstwahrnehmung. Beides ist heute aus den unterschiedlichsten Gründen immer weniger vorhanden.

In dieser Situation möchte das vorliegende Buch eine Brücke bauen, die es erleichtert, sich dem Werk von Edward Bach auf neue, unkomplizierte Weise anzunähern. Es soll einen Zwischenschritt ermöglichen, mit dem die menschliche Natur verständlicher wird und die Bach-Blüten einfacher zu handhaben sind.

Ein einfacherer Einstieg in das Bach-Blütensystem

Zunächst wird die Original Bach-Blütentherapie auch für Einsteiger kurz vorgestellt, bevor der von mir entwickelte neue Ansatz der Reaktionstypen näher erläutert wird. In diesen Reaktionstypen kann sich jeder Mensch leichter wiederfinden als in der Fülle der 38 differenzierten Bach-Blütenkonzepte. Im Kapitel 10 werden Bezüge zwischen den drei Reaktionstypen und den 38 Bach-Blütenkonzepten hergestellt. Dabei wird in besonderem Maße auf die Anwendung bei Kindern eingegangen. Bei Kindern lassen sich die Bach-Blüten besonders gut und effizient einsetzen und machen häufig den Einsatz von »stärkeren Geschützen« an Medikamenten überflüssig.

Hilfestellungen zur praktischen Anwendung der Grundharmonisierung nach Reaktionstyp geben die Fragebögen für Erwachsene und Kinder in Kapitel 7 ab Seite 46 und in Kapitel 8 ab Seite 54. In Kapitel 9 ab Seite 62 werden die von mir entwickelten Reharmony-Mischungen und ihre Anwendung genauer beschrieben.

Eine Brücke zwischen Rescue und der klassischen Bach-Blütentherapie: die Reharmony-Mischungen.

Die Original Bach-Blüten-therapie in Kürze

Die Original Bach-Blütentherapie, entstanden in den 30er-Jahren des vorigen Jahrhunderts, gilt heute als ein Klassiker der modernen Ganzheitsmedizin. Ihr Schöpfer, der englische Arzt und Philosoph Dr. Edward Bach (1886–1936), war ein Zeitgenosse von C. G. Jung und gilt heute als Vorläufer der modernen Psychosomatik. Bach proklamierte schon zu Anfang des letzten Jahrhunderts, dass Geist, Seele und Körper des Menschen eine Einheit sind und in ständiger Wechselbeziehung zueinander stehen. Er sagte, dass diese Ebenen bei einem gesunden Menschen in einem harmonischen Gleichgewicht schwingen. Seelische Krisen, Fehlschläge und Krankheiten entstehen, wenn dieses harmonische Gleichgewicht bei einem Menschen nachhaltig gestört ist.

Bereits zu Beginn des 20. Jahrhunderts entwickelte Bach einen Ansatz, der die moderne psychosomatische Medizin vorwegnahm.

»Geistige Missverständnisse« als Krankheitsursache

Vorboten oder Symptome dieser Gleichgewichtsstörung sind die von Bach definierten »38 disharmonischen Seelenzustände der menschlichen Natur« wie z. B. ungeduldig zu sein, sich nicht entscheiden zu können, kopflos zu reagieren. Als tiefere Ursache der Störungen erkannte Bach die mangelnde Kenntnis und falsche Anwendung großer geistiger Gesetze – er sprach in diesem Zusammenhang von »geistigen Missverständnissen«.

Ein solches Missverständnis ist es z. B., wenn man es immer allen anderen recht machen will und Schwierigkeiten hat, Nein zu sagen – aus dem Gefühl heraus, anderen Menschen helfen zu müssen. Man ignoriert dabei häufig die eigenen Wünsche und Ziele und unterliegt dem Missverständnis, dass die Bedürfnisse anderer Menschen wichtiger seien als die eigenen. Wird dieses Missverständnis nicht korrigiert, kann die Fortsetzung eines solchen Verhaltens auf Dauer zum Ausgenutztwerden, zu Erschöpfung, Unzufriedenheit, ja schließlich auch zur Krankheit führen.

In jahrelanger Forschung fand Bach heraus, dass 38 wild wachsende Pflanzen und Bäume in Resonanz mit unserer Seelenebene treten können. Er nannte sie »the happy fellows of the plant world«. So tritt im Bach-Blütensystem z. B. die Eiche (Oak) in Resonanz mit unserem Seelenpotenzial der Ausdauer. Von diesen Pflanzen verwendete Bach nur die Blüten im höchsten Reifestadium. Die Original Bach-Blüten werden größtenteils heute noch an den von Edward Bach festgelegten englischen Fundorten in freier Natur gesammelt.

Die daraus hergestellten 38 homöopathieartig aufbereiteten Blütenauszüge – die Bach-Blütenkonzentrate – führen aus dem Gleichgewicht geratene Gefühle und disharmonische Verhaltensmuster wieder in ihre harmonische Urform zurück. So wird etwa mithilfe der Bach-Blüte Larch (die Lärche) aus mangelndem Selbstvertrauen wieder ein gesundes Selbstwertgefühl. Und so führt die Bach-Blüte Centaury (das Tausendgüldenkraut) von der Willensschwäche – z. B. nicht Nein sagen zu können – zurück zur Willensstärke.

Pflanzen dienen in der Bach-Blütentherapie als eine Art seelische Entwicklungshelfer.

Die Bach-Blüten zielen also nicht auf körperliche Krankheiten. Vielmehr setzen sie Informationsimpulse auf der Gefühls- und Entscheidungsebene und ermöglichen den Kontakt zu unserem intuitiven Wissen oder unserer inneren Stimme. Dadurch werden blockierte seelische Energien wieder zum Fließen gebracht, die Selbstheilungskräfte reaktiviert, das seelische Gleichgewicht wiederhergestellt.

Bach-Blüten werden individuell zusammengestellt

In der praktischen Anwendung wird eine Kombination von etwa sechs verschiedenen Bach-Blüten als Mischung zusammengestellt. Denn die seelische Verfassung eines Menschen oder eine Konfliktsituation wird immer von mehreren Einflussfaktoren bestimmt. Beispielsweise kann das Versagen in einer Prüfungs-situation gleichzeitig zum Gefühl führen, nicht fähig genug zu sein (Larch), zu übertriebenen Schuldgefühlen (Pine) und zur seelischen und körperlichen Erschöpfung (Olive). Ausgewählt werden die benötigten Blüten nur nach den zurzeit akut beste-henden, bewusst erkennbaren negativen Seelenzuständen. Das allein garantiert die Treffsicherheit einer Mischung. Körperliche Symptome werden dabei nicht beachtet.

Die Auswahl kann entweder vom Anwender selbst getroffen werden oder im Gespräch mit einem auf diesem Gebiet erfah-renen Berater. Nach einer Einnahmedauer von ca. drei Wochen sollte die Zusammensetzung der Mischung überprüft und gege-benenfalls den veränderten seelischen Zuständen angepasst werden. Die Bach-Blüten sind nebenwirkungsfrei und vertragen sich mit jeder anderen Form schulmedizinischer oder naturheil-kundlicher Therapie.

Für vertiefende Informationen zur Original Bach-Blüten-therapie sei hier auf die im Anhang angegebene Literatur sowie die Seminar-angebote verwiesen (siehe Seite 118ff.).

Weltweite Anwendung

Die Bach-Blütentherapie wird heute von unzähligen Menschen in aller Welt zur Selbsthilfe sowie in medizinisch oder psycholo-gisch orientierten Beratungspraxen und Institutionen eingesetzt. Besonders bewährt hat sich ihre Anwendung bei Kindern. Aber auch die Behandlung von Tieren und und sogar Pflanzen ist sehr verbreitet.

Die heutigen Anwendungsgebiete der Original Bach-Blütentherapie im Überblick

1. Seelische Gesundheitsvorsorge/persönliches Stressmanage-ment (beides meist als Selbsthilfe möglich)
2. Gezielte Unterstützung der Persönlichkeitsentfaltung, z.B. Wunsch nach Bewusstseinsentwicklung, Charakterstärkung, Harmonisierung destruktiver Verhaltensmuster, beispielsweise Eifersucht, Ängstlichkeit, Resignation (in Selbsthilfe oder per Be-ratung/Psychotherapie)

3. Hilfe in persönlichen Krisensituationen (gegebenenfalls begleitend zu psychotherapeutischen Maßnahmen)
4. Begleittherapie: Mitbehandlung von psychischen Störungen und körperlichen Krankheiten oder zur Prävention und Rehabilitation

Zusammenfassend kann man sagen, dass die Einzigartigkeit und der große Erfolg der Bach-Blütentherapie darauf beruhen, dass in ihr zwei wesentliche Ebenen der menschlichen Existenz miteinander verbunden werden:

• Auf der Ebene der menschlichen Sinnsuche und geistigen Werte bieten das präzise und umfassende System der 38 Bach-Blüten sowie die Ideen Bachs zu Krankheit, Gesundheit und Lebensauftrag ideelle Orientierung und Führung.

• Auf der materiellen Ebene gibt die Bach-Blütenmischung dem Menschen etwas physisch in die Hand, das seine konstruktiven Kräfte gezielt anspricht und ihm spürbare Unterstützung bei der Umsetzung der gewonnenen Erkenntnisse und getroffenen Entscheidungen bietet, oder, wie es eine befreundete Sozialpädagogin und Heilpraktikerin ausdrückte:

»Bach-Blüten helfen uns, die Verbindung zum eigenen Inneren zu halten, zu unseren authentischen Bedürfnissen und unserem Potenzial sowie den damit verbundenen Entfaltungsmöglichkeiten. Sie stärken uns dadurch in unserer Entwicklung und bei der Bewältigung von Herausforderungen. Zugleich unterstützen sie unsere Verbindung zur Ganzheit, damit wir weder uns selbst noch andere oder die Gemeinschaft schädigen, sondern unsere Kräfte konstruktiv einbringen. Wo ein Bedürfnis nach ganzheitlicher Unterstützung, Sinnfindung und persönlicher Harmonisierung besteht, sollten Bach-Blüten eingesetzt werden.«

Die Einzigartigkeit der Bach-Blütentherapie: ideelle Orientierung und Führung plus spürbare energetische Unterstützung.

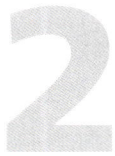

Grundharmonisierung nach Reaktionstyp

In diesem Buch lernen Sie eine andere Ebene der menschlichen Natur kennen, als Edward Bach sie mit den 38 Bach-Blütenmustern beschrieben hat. Es ist eine weniger differenzierte Ebene, aber dafür eine, die uns kollektiv bewusster ist und auf der jeder Mensch instinktiv über sichere Erfahrungswerte verfügt: nämlich die Ebene der Reaktionstypen. Jeder Mensch kann spontan von sich sagen, ob er eher schnell, eher intensiv oder eher zögerlich reagiert.

Die Ebene des Reaktionstyps ist jedem Menschen instinktiv vertraut.

Dieses Buch ermöglicht Ihnen, sich auf der Ebene des Reaktionstyps selbst neu kennenzulernen. Dadurch wird es leichter, sich auf die Ebene der 38 Bach-Blütenkonzepte einzuschwingen. Dieser neue pragmatische Einstieg in die Bach-Blütentherapie über die drei Reaktionsenergien kommt auch dem von Dr. Bach postulierten Einfachheitsprinzip sehr entgegen.

Das Wissen um die Reaktionstypen ist uraltes menschliches Erfahrungswissen, eine ganz einfache Form der Menschenkunde, die in jede Beratungstätigkeit leicht zu integrieren ist und erfahrungsgemäß gut angenommen werden kann.

Eine einfache Vorstufe der Bach-Blütentherapie

Die in Kapitel 9 ab Seite 62 vorgestellten Reharmony-Mischungen lassen sich als einfache Vorstufe der Bach-Blütentherapie betrachten. Ihre unkomplizierte Anwendung ermöglicht, etwas für die Seele zu tun, ohne schon im ersten Schritt zu tief einsteigen zu müssen. Sie bewirken eine Grundharmonisierung der Persönlichkeit, auf deren Basis sich eine anschließende individuelle Bach-Blütenmischung leichter zusammenstellen lässt.

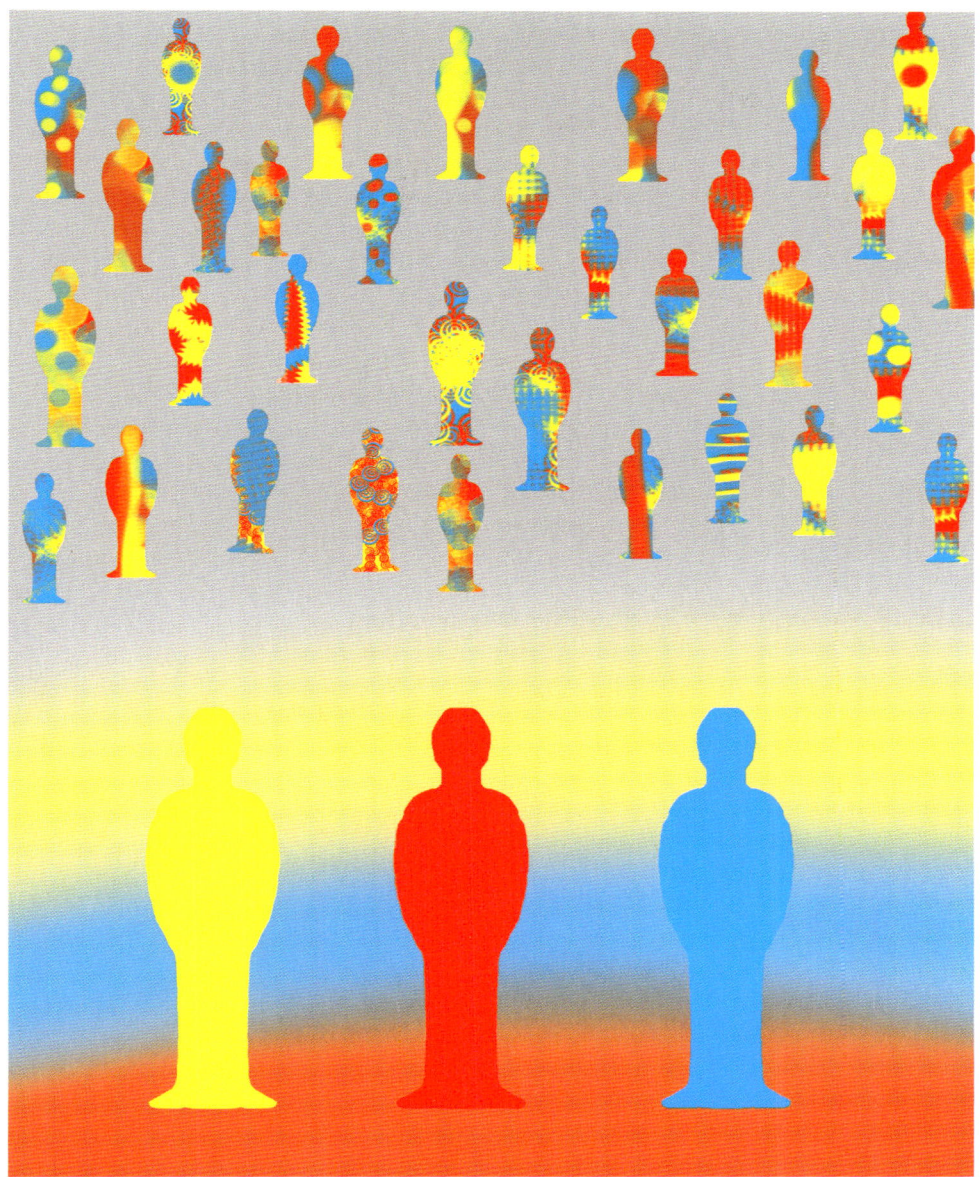

Bei aller individuellen Einzigartigkeit gehört auf der Reaktionsebene jeder Mensch einem, maximal zwei der drei Reaktionstypen an.

Der Reaktionstyp – unser energetisches Fahrzeug

Stellen Sie sich folgende Situation vor: Es ist Sommer, herrliches Wetter, und Sie verbringen ein Wochenende am Meer. Sie sitzen schon sehr früh am Morgen am Strand, noch ehe der große Ansturm beginnt, und können dadurch in aller Ruhe beobachten, wie er sich immer mehr mit Menschen füllt.

Wenn Sie sich und andere nach den Kriterien der Reaktionstypen beobachten, werden Sie Ihre Mitmenschen in einem anderen Licht sehen und sie besser verstehen.

Es fällt Ihnen auf, dass sich erstaunlicherweise wie von selbst drei große Gruppen bilden: Da sind welche, die sich nach ihrer Ankunft schnell auf ihre Decke legen oder in ihren Strandkorb verkriechen und sich nicht mehr viel bewegen. Andere ziehen sofort ihre Badekleidung an und stürmen mit Juchzen ins Wasser. Die dritte Gruppe stellt ihr Gepäck ab und guckt erst einmal, wer sonst noch da ist. Ausgiebig werden Bekannte begrüßt, erste Kontakte zu den Nachbarn geknüpft. Für diese Menschen scheint das fast wichtiger zu sein als das Meer, der Strand, die Sonne …

Drei Grundtypen – der Kommunikative, der Aktive, der Ruhige

Beobachtungen dieser Art hat wohl jeder von uns Hunderte Male gemacht, meist ohne darüber nachzudenken, dass in den geschilderten Reaktionen die drei grundlegenden Reaktionstypen der menschlichen Natur zum Ausdruck kommen, die aus dieser distanzierten Beobachtungsperspektive überraschend stereotyp zutage treten.

Dass jeder dieser Menschen ein Einzelindividuum ist mit seiner eigenen Geschichte, seinen eigenen Konflikten und Entwicklungsprozessen, spielt auf der Betrachtungsebene der Reaktionstypen keine Rolle. Die individuelle Ebene ist davon unabhängig. Aber auf der kollektiveren Beobachtungsebene der Reaktionstypen würde jeder dieser Menschen in einer ähnlichen Situation tendenziell nahezu identisch reagieren.

Drei elementare Energien

In den großen Weisheitslehren der Menschheit wird gesagt: Der Mensch ist ein Mikrokosmos im Makrokosmos. Alle Teile der Schöpfung stehen miteinander in permanenter Wechselbeziehung. Aus Chaos entsteht immer wieder neues Gleichgewicht. Drei elementare Energien – hervorgegangen aus den Wirkprinzipien der fünf Elemente Äther, Luft, Feuer, Wasser und Erde – steuern den Rhythmus der gesamten Schöpfung im Großen wie im Kleinen.

Die Elementarenergien werden in vielen großen Medizinsystemen der Welt als Dreiheit in der Einheit bezeichnet und in überraschend ähnlicher (wenn auch nicht völlig identischer) Form als bioenergetische Ordnungsprinzipien beschrieben. Paracelsus z. B. nannte sie sal, sulfur und mercurius; aus dem Ayurveda kennen wir sie als Vata, Pitta und Kapha, und in der Psychophysiognomik von Carl Huter finden wir sie wieder im Denk- und Empfindungsnaturell, dem Tat- und Bewegungsnaturell und dem Ruhe- und Ernährungsnaturell.

Gegen die Natur und ihren Rhythmus anzuleben, kostet Kraft.

Diese Elementarenergien bestimmen den Rhythmus unseres Lebens: vom Tag- und Nachtwechsel bis hin zu den Stoffwechselprozessen in unseren Zellen. Sie sind auch in uns unaufhörlich in Bewegung. Wir können sie konstruktiv für unsere Lebensentfaltung nutzen, indem wir uns bewusst in dieses größere Energiefeld einbetten, beispielsweise indem wir unser Schlafverhalten dem Tag- und Nachtrhythmus der Natur anpassen. Wer hingegen im Schichtdienst arbeitet, schwimmt energetisch gegen den Strom und verliert zusätzlich eigene Lebenskraft.

Die Schnittstelle zur Bach-Blütentherapie

Während die großen medizinischen Systeme den Menschen ganzheitlich in seinen körperlichen und geistig-seelischen Reaktionen behandeln und beschreiben, konzentriere ich mich im Folgenden auf die Ebene der geistig-seelischen Reaktionen, also auf die Schnittstelle zur Bach-Blütentherapie.

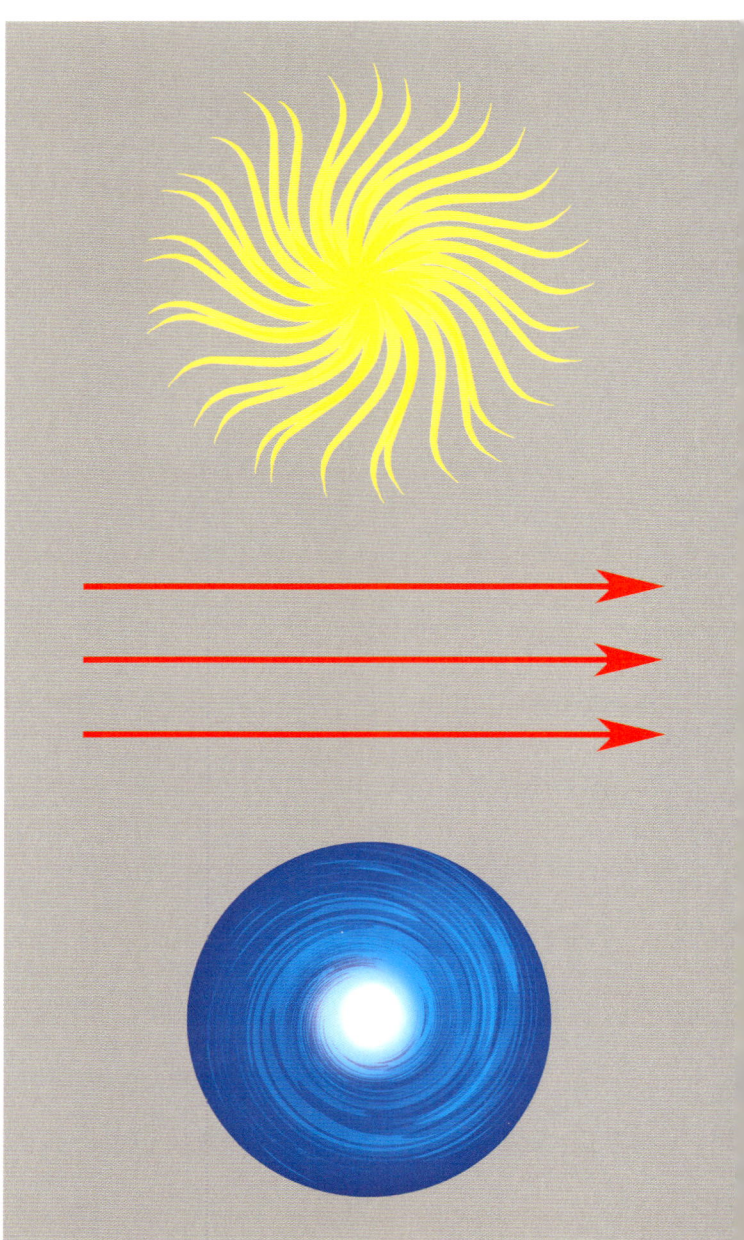

Die drei Elementar-
energien, die die
drei Reaktionstypen
steuern.

Dynamik und Qualität der Reaktionsenergien

Die GELB-Energie

- Sie ist leicht, schnell, empfindsam und flexibel.
- Sie reagiert anpassungsfähig, aber auch unruhig und wechselhaft.
- Ihr Thema ist Bewegung.
- Sie breitet sich nach allen Richtungen aus, erscheint schubweise, kommt und geht ganz spontan.

Die ROT-Energie

- Sie ist dynamisch, zielgerichtet und aktiv vorwärtsstrebend.
- Sie äußert sich durchdringend und intensiv.
- Ihre Themen sind Umwandlung und Entwicklung.
- Sie wirkt verändernd und transformierend.

Die BLAU-Energie

- Sie ist ruhig, langsam, beständig und beharrlich.
- Ihre Themen sind Aufbau und Erhaltung von Strukturen.
- Ihre stabilisierende Qualität verwertet und bewahrt, ist aber auch träge und schwerfällig.

Den drei Reaktionsnaturellen von Carl Huter werden oft die Primärfarben GELB, ROT und BLAU zugeordnet. Dieses greife ich auf und bezeichne die verschiedenen Reaktionsenergien als GELBE, ROTE und BLAUE Reaktionsenergie.

Die Reaktionsenergien sind uns mitgegeben

Diese drei Energiequalitäten prägen sich im einzelnen Menschen in individueller Zusammensetzung aus. Jeder kommt mit seinem ganz persönlichen energetischen Reaktionsprogramm auf die Welt, das zwar in den einzelnen Lebensphasen unterschiedlich stark in Erscheinung treten kann, aber – im Gegensatz zum Charakter – im Prinzip bis zu seinem Tod unverändert bleibt. Allerdings kann der angeborene Reaktionstyp vorübergehend durch die Folgen einer nicht typgerechten Lebensweise reaktionsmäßig überlagert werden.

Der Reaktionstyp ist bis zu unserem Tod unveränderbar.

Bei den meisten Menschen herrschen in ihrer Grundanlage zwei Reaktionsenergien vor. Interessant ist jedoch, dass sich diese beiden Energien nicht miteinander vermischen und ein neues Drittes ergeben, sondern parallel oder abwechselnd benutzt werden. In diesem Fall kann der gleiche Mensch, wenn er z. B. die Autotür nicht aufbekommt, an einem Tag ängstlich und unsicher reagieren, am anderen Tag so aggressiv wütend werden, dass er beinahe den Autoschlüssel abbricht. Seltener wird ein Mensch nur von einer der drei Reaktionsenergien geprägt. Eine gleichzeitige Ausprägung aller drei Reaktionsenergien in einem Menschen ist noch seltener, führt kaum zu Überreaktionen und findet deshalb in diesem Buch keine weitere Berücksichtigung.

Warum ist es so wichtig, seinen Reaktionstyp zu kennen?

Der Reaktionstyp ist unsere entscheidende persönliche Energiequelle, so etwas wie unser individuelles energetisches Ökosystem. Er liefert sozusagen die energetische Basis für die Entfaltung des Lebensplans. Er bestimmt, mit welcher Energiequalität ich mein Lebensfahrzeug antreibe, wie ich am besten ins Ziel komme und wie ich am meisten Freude daran habe.

Wenn ich meine Lebensweise nach den Stärken meines individuellen Reaktionstyps ausrichte, habe ich den bestmöglichen Zugang zu meinen seelischen und körperlichen Ressourcen. Alle Kreisläufe funktionieren reibungslos, das Immunsystem ist leistungsfähig. Ich kann angemessen reagieren, meine angeborenen Fähigkeiten entwickeln und ausschöpfen. Ich fühle mich wohl in meiner Haut. Auf dieser Grundlage können auch alle therapeutischen Maßnahmen ihre optimale Wirkung entfalten.

Welche Nachteile hat es, wenn ich im Gegensatz zu meinem Reaktionstyp lebe?

Wenn ich als GELB-Typ zu wenig mit anderen Menschen kommunizieren kann, wenn ich mich als ROT-Typ zu sehr anpasse und die eigenen Initiativen zurückstelle, wenn ich als BLAU-Typ glaube, immer aktiv sein zu müssen und mir zu wenig Erholung gönne, blockiere ich meine angeborene Energie. Sie sucht sich einen anderen, nicht vorgesehenen Weg in meinem Energiesystem und beginnt, dort ein Eigenleben zu führen. Denn die drei Energien sind immer aktiv.

Blockierte Reaktionsenergie verbraucht eigene Lebenskraft.

Blockierte GELB-Energie kann zu unaufhörlichen mentalen Selbstgesprächen führen, die Krankheitswert erreichen können. Blockierte ROT-Energie kann sich nach innen kehren und beispielsweise in Bluthochdruck äußern, und blockierte BLAU-Energie kann über eine Stagnation zur Erschöpfungsdepression führen.

Aus dieser Sicht finden Schicksalsschläge und Krankheitsphänomene, die einen Menschen betreffen, fast immer eine natürliche und folgerichtige Erklärung.

Die nachfolgende, bewusst einfach gehaltene, kurze und prägnante Darstellung der einzelnen Reaktionstypen liefert eine Art Rasterbrille, durch die Sie das grundsätzliche Wirken der Reaktionsenergien in sich und anderen Menschen schnell und sicher erkennen können. Dieses Wissen ist zugleich eine solide Ausgangsbasis zum tieferen Verständnis der von Edward Bach definierten 38 seelischen Verhaltensmuster der menschlichen Natur.

3 Die GELB-Energie

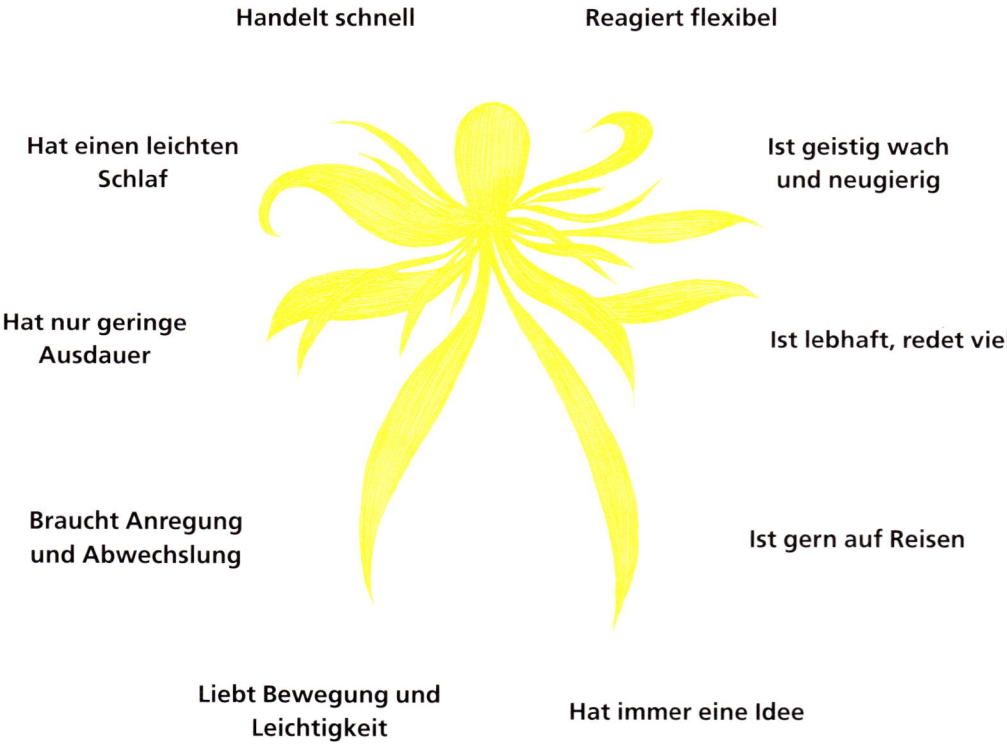

Handelt schnell

Reagiert flexibel

Hat einen leichten Schlaf

Ist geistig wach und neugierig

Hat nur geringe Ausdauer

Ist lebhaft, redet viel

Braucht Anregung und Abwechslung

Ist gern auf Reisen

Liebt Bewegung und Leichtigkeit

Hat immer eine Idee

Woran erkenne ich das Wirken der GELB-Energie im ausgeglichenen Zustand?

In ausgeglichener GELB-Energie ist man geistig wach und offen. Immer ist irgendetwas in Bewegung. Selbst wenn man scheinbar ruhig dasitzt, bewegen sich die Gedanken. Man ist kommunikativ, spricht mit Händen und Füßen. Oft kann man gar nicht so schnell sprechen, wie man denkt. Die Flexibilität der GELB-Energie erlaubt es, sich rasch an veränderte Umstände anzupassen. Menschen mit viel GELB-Energie sind mental aktiv, es fällt ihnen jedoch schwer, dauerhaft festen Regeln zu folgen oder sich in ein Schema einzufügen. Man ist neugierig, hat zu fast jedem Thema gute Einfälle, hält sich aber ungern zu lange damit auf.

Im Berufsleben werden Menschen mit starker GELB-Energie besonders als Team-Player geschätzt, die sich mit kreativen Ideen einbringen. Wenn intern umorganisiert wird, können sie am schnellsten die neuen Umstände annehmen und zögerliche Kollegen von den Vorteilen der neuen Situation überzeugen.

Egal, ob im Beruf oder privat – ein Mensch mit starker GELB-Energie muss seine Gedanken und Gefühle zum Ausdruck bringen können. In der Beziehung mit einem solchen Partner entsteht deshalb selten Langeweile: Routine ist für ihn ein Fremdwort. Ein Mensch mit vorherrschender GELB-Energie ist gern unter Menschen. In seiner Freizeit sucht er Anregung und Abwechslung. Immer bestens informiert, besucht er die neuesten Ausstellungen und Filme.

Andere erleben Menschen mit starker GELB-Energie als redegewandt und einfallsreich, flexibel und begeisterungsfähig, aber auch als wechselhaft und schwankend, manchmal sogar als unzuverlässig.

Das gilt für Kinder

Kinder mit vorherrschender GELB-Energie sind sehr empfindsam, haben einen ausgeprägten Bewegungsdrang; langes Sitzen in der Schule fällt ihnen schwer. Sie verfügen über eine gute und rasche Auffassungsgabe. Sie sind schnell zu begeistern, aber bleiben nicht lange bei der Sache. Ihre lebhafte Fantasie lenkt sie leicht vom Unterrichtsstoff ab.

Unausgeglichene GELB-Energie

Ist aufgeregt, nervös

Ist verängstigt,
sorgenvoll

Schläft schlecht

Ist überempfindlich
gegen Außenreize

Ist unruhig,
sprunghaft

Wird Gedanken nicht
mehr los

Ist verunsichert

Verliert den
Überblick

Schwankt leicht, ist
unentschieden

Wie reagiert man in unausgeglichener GELB-Energie?

Ein Mensch in unausgeglichener GELB-Energie regt sich am Arbeitsplatz sehr schnell auf. Ständig ist er unter Zeitdruck, hat Angst, sein Pensum nicht zu schaffen. Wird er angesprochen, reagiert er nervös und schreckhaft. Er arbeitet unkonzentriert, macht vermehrt Flüchtigkeitsfehler.

Es fällt ihm zunehmend schwerer, Entscheidungen zu treffen, selbst wenn es beispielsweise nur darum geht, die richtige Menge Kopierpapier nachzubestellen. Ein für den Urlaub zu packender Koffer oder die Auswahl der Garderobe für eine Abendveranstaltung werden zum Problem.

In unausgeglichener GELB-Energie macht man sich immer mehr Sorgen auch um eigentlich unwichtige Themen, entwickelt Angstfantasien. Es fällt zunehmend schwerer, Prioritäten zu setzen. Man verliert den Überblick, besonders in materiellen Angelegenheiten wie Finanzen und bei der Organisation des eigenen Haushalts. Das Denken kann immer weniger mit dem Handeln koordiniert werden.

In extrem unausgeglichener GELB-Energie hat man das Gefühl, den Boden unter den Füßen zu verlieren und nicht mehr zu wissen, was man will und wer man ist.

Erste Anzeichen:
- Man verliert zunehmend an Halt und Bodenhaftung.
- Man reagiert früher als sonst empfindlich, fahrig, ängstlich und verunsichert.
- Das Bedürfnis zu reden nimmt zu.

Das gilt für Kinder

Kinder in unausgeglichener GELB-Energie reagieren nervös, sind zappelig, werden schnell ängstlich und reden unaufhörlich. Sie sind häufigen Stimmungsschwankungen ausgesetzt. Viele zeigen Ticks wie Nägelkauen, spielen mit ihren Haaren, bekritzeln ständig etwas. Um der inneren Unruhe zu entgehen, flüchten Jugendliche verstärkt in die äußere Ablenkung, sei es in die fantastische Welt von Computerspielen und die virtuellen Welten des Internets oder auf nächtliche Streifzüge durch die Partywelt.

Was bringt die GELB-Energie aus dem Gleichgewicht?

Von allen drei Energien kommt die GELB-Energie am schnellsten aus dem Gleichgewicht. Die wichtigste Ursache ist eine gestörte Kommunikation im weitesten Sinn.

Nicht reden, sich nicht austauschen können – besonders wenn Probleme auf der Seele brennen –, das bremst den Fluss der GELB-Energie. Ein Partner, der sich im Konflikt zurückzieht und sich weigert, über die Angelegenheit zu sprechen, bringt einen Menschen in GELB-Energie zur Verzweiflung. Denn nur das Besprechen des Konflikts lässt ihn wieder zur Ruhe kommen.

Ein weiterer häufiger Grund für die Entgleisung der GELB-Energie kann sein, dass zu viel Ausdauer gefordert wird. Langweilige oder monotone Arbeiten erschöpfen die nur schubweise zur Verfügung stehenden Energiereserven schnell. Routinearbeiten sind ein Gräuel. So wird ein GELB-betonter Mensch z. B. das Einsortieren von Steuerbelegen Monat um Monat aufschieben.

Kontraproduktiv für die gesunde Entfaltung der GELB-Energie ist es auch, wenn diese Menschen nicht in ihrem eigenen Rhythmus, nämlich in flexibler Zeiteinteilung arbeiten können, wenn sie z. B. feste Arbeitszeiten einhalten müssen oder das Abendessen immer zur gleichen Zeit auf den Tisch bringen sollen.

Irritierend für einen GELB-betonten Menschen sind emotionale Ausbrüche und dramatische Auftritte anderer im Streit. Solche Gefühle sind ihnen unverständlich. Zu viele Reize, z. B. flackernde Lichtreklame, Hektik oder eine laute Musikkulisse, bringen die GELB-Energie aus der Balance. Kälte jeder Art, besonders Wind und Zugluft, aber auch zu wenig warme Mahlzeiten, sind weitere äußere Stressfaktoren für die GELB-Energie.

Das gilt für Kinder

GELB-betonte Kinder geraten auch aus dem Gleichgewicht, wenn man ihnen Aufgaben erteilt, die sie nicht nachvollziehen können. Es ist für sie dann fast unmöglich, diese Aufgaben in Angriff zu nehmen.

Wie kommt die GELB-Energie wieder ins Gleichgewicht?

Oberstes Ziel ist es, den eigenen, optimalen Lebensrhythmus zu finden oder zu ihm zurückzufinden. Und vor allem: diesen Rhythmus auch einzuhalten. Dabei ist wesentlich, der flexiblen GELB-Energie einerseits einen großzügigen Rahmen zu geben, in dem sie ihren eigenen Rhythmus leben kann, andererseits auch zeitliche Fixpunkte zu setzen. Wichtig ist also eine gewisse Regelmäßigkeit im Tagesablauf, in dem genügend kleine Ruhe- und Verwöhnphasen eingebaut sind. So können sich stressbedingte Energielöcher wieder füllen. Besonders notwendig ist regelmäßiges Essen, und zwar in Form von warmen, eher vegetarischen Mahlzeiten ohne anstrengende Gespräche. Geschäftsessen mit kaltem Sushi sind kontraproduktiv für die GELB-Energie.

Sehr hilfreich ist auch, sich im Tagesablauf einen Zeitraum zu reservieren, in dem man sich geistig wieder strukturieren kann. Tägliche kleine Rituale wie Tagebuchführen, Meditation oder die nachhaltige Beschäftigung mit geistig inspirierenden oder spirituellen Themen bringen wieder zurück in die Mitte. Eine aufgeregte GELB-Energie braucht von ihren Mitmenschen keine gut gemeinten Ratschläge, sondern sie reagiert positiv auf Rücksichtnahme, Beruhigung und praktische Unterstützung.

Das Motto für die GELB-Energie lautet: »Eile mit Weile.«

Das gilt für Kinder

Kinder mit unbalancierter GELB-Energie entspannen sich am besten bei Spiel und Bewegung. Doch sie müssen diesem Drang genau dann nachgeben können, wenn er auftritt. Reize wie Fernsehen, Lesen oder Computerspiele müssen sorgfältig dosiert werden, damit die Impulse verdaut werden können.

Entscheidend ist, diesen Kindern ausreichend Gesprächsgelegenheit zu bieten, damit sie ihre Probleme und Ängste loswerden können: am besten bei Spaziergängen in der Natur oder bei gemeinsamen (warmen) Mahlzeiten.

4 Die ROT-Energie

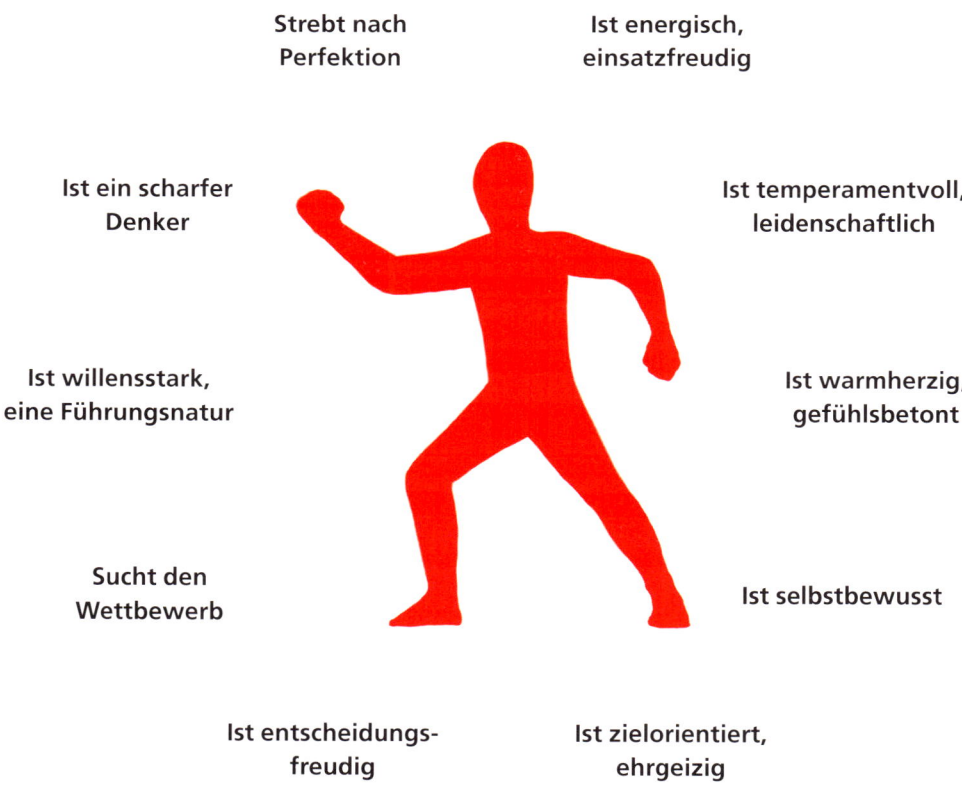

Strebt nach
Perfektion

Ist energisch,
einsatzfreudig

Ist ein scharfer
Denker

Ist temperamentvoll,
leidenschaftlich

Ist willensstark,
eine Führungsnatur

Ist warmherzig,
gefühlsbetont

Sucht den
Wettbewerb

Ist selbstbewusst

Ist entscheidungs-
freudig

Ist zielorientiert,
ehrgeizig

Woran erkenne ich das Wirken der ROT-Energie im ausgeglichenen Zustand?

Ein Mensch in ausgeglichener ROT-Energie spürt eine große Dynamik. Sein inneres Feuer sucht immer nach »Brennstoff« – Wissen, Nahrung oder menschlichen Kontakten. ROT reagierende Personen sind gut in der Lage, andere Menschen zu begeistern und schnell eine Atmosphäre der Herzlichkeit aufzubauen.

Im Berufsleben agiert man als ROT-Typ ehrgeizig und diszipliniert. Man arbeitet präzise, ist pünktlich und erwartet das auch von anderen. Probleme packt man direkt an, scheut keine Hindernisse, sondern sucht innerlich den Wettbewerb. Deshalb finden sich Menschen mit ausgeprägter ROT-Energie oft mit verantwortungsvollen Aufgaben betraut oder in Führungspositionen. Die Antriebskraft ziehen sie aus der Herausforderung, ein Projekt erfolgreich ins Ziel zu bringen. Ihre leidenschaftliche und fokussierte Herangehensweise macht sie zu Visionären und Kämpfern, die vor Auseinandersetzungen nicht zurückschrecken.

Auch in der Partnerschaft agiert ein ROT-betonter Charakter leidenschaftlich und will gern die Führung übernehmen. Er sagt dem Partner, was er denkt, ohne etwas schönzureden, aber es fällt ihm schwer, seine eigenen innersten Gefühle zu offenbaren. Jedoch kann man davon ausgehen, dass sich unter der harten Schale ein weicher Kern verbirgt, der verletzlich ist und seelische Zuwendung braucht.

Das gilt für Kinder

Kinder mit starker ROT-Energie fallen auf durch ihren scharfen Blick und Verstand. Sie fragen sehr genau nach, denn sie wollen immer wissen, wie und warum etwas funktioniert. Ihr Gefühlsleben ist von Impulsivität und Leidenschaft geprägt. Wenn ihnen etwas Spaß macht, können sie sich so in eine Aufgabe vertiefen, dass die Welt um sie herum versinkt. Ihr Ehrgeiz treibt sie dazu an, immer zu den Besten zu gehören.

Andere erleben Menschen mit ausgeprägter ROT-Energie als charismatisch, selbstsicher und zielstrebig, empfinden sie zuweilen aber auch als einschüchternd, dominierend oder aggressiv.

Unausgeglichene ROT-Energie

Will mit Gewalt die
Führung übernehmen

Ist schnell gereizt
und ungeduldig

Neigt zu Extremen

Ist aufbrausend,
wütend, aggressiv

Sucht immer einen
Schuldigen

Ist rasch beleidigt

Ist kontrollierend,
dominierend

Hat eine giftige, feind-
selige Ausstrahlung

Ist pedantisch,
perfektionistisch

Reagiert übermäßig
kritisch

Wie reagiert man in unausgeglichener ROT-Energie?

In disharmonischer ROT-Energie wird man schnell ärgerlich, aufbrausend bis cholerisch. Der ROT-Typ reagiert dann giftig, strahlt geradezu Feindseligkeit aus. Er kritisiert ohne Hemmung, kann sich hart und ungerecht verhalten, ist ein schlechter Verlierer und kann grundsätzlich nicht klein beigeben.

Ein Mensch mit übersteigerter ROT-Reaktion neigt zu Übertreibungen jeder Art, arbeitet ohne Pause und kann sich zum regelrechten Workaholic entwickeln. Übermäßiger Konsum von Alkohol, Kaffee, Zigaretten und/oder Süßigkeiten sind typische Symptome entgleister ROT-Energie.

In disharmonischer ROT-Energie sind Menschen aber auch leicht misstrauisch und fühlen sich sehr schnell persönlich angegriffen. Sie reagieren beleidigt, wenn sie nicht genügend gewürdigt werden. Das Ego wird immer wichtiger, das Denken zunehmend schwarz-weiß. Mitgefühl und Respekt für die Mitmenschen gehen zunehmend verloren. Egal, ob auf beruflicher Ebene oder im Privatleben – befindet sich die ROT-Energie nicht im Gleichgewicht, sind Konflikte geradezu vorprogrammiert. Denn ihre starke Willensdynamik erlaubt keine Kompromisse. Was nicht funktioniert, soll möglichst erzwungen werden. Eine nicht eingeplante Wartezeit beim Friseur beispielsweise kann die ROT-Energie so aufbringen, dass sie eine lautstarke Grundsatzdiskussion vom Zaun bricht.

Ein Mensch, dessen ROT-Energie aus dem Gleichgewicht gerät, bemerkt zunächst, dass er früher als sonst gereizt, wütend oder aggressiv wird. Oder er ertappt sich dabei, dass er immer ungeduldiger, kontrollierender oder pedantischer reagiert.

Das gilt für Kinder

Weil die Emotionen in der Kindheit noch wesentlich unmittelbarer ausgelebt werden, fallen Kinder in disharmonischer ROT-Energie schnell durch ihre emotionale Unausgeglichenheit auf: tyrannisches Verhalten, Wutanfälle, Aggressivität, Handgreiflichkeiten … Besonders typisch sind starke Trotzreaktionen, die mit großer Willenskraft durchgehalten werden.

Was bringt die ROT-Energie aus dem Gleichgewicht?

Alles, was sie in ihrer starken Dynamik behindert, sorgt bei der ROT-Energie für Disharmonien. Sie mag es nicht, wenn sie gebremst oder aufgehalten wird. Wer kennt sie nicht, die hupenden und Fäuste schwingenden Autofahrer, die derart in einem Verkehrsstau wider besseres Wissen die stehende Kolonne vorantreiben wollen. Warten in jeder Form irritiert die ROT-Energie enorm. Ein Mensch in unausgeglichener ROT-Energie begibt sich selbst in Richtung Küche, wenn im Restaurant der Ober für die Bestellung nicht schnell genug am Tisch erscheint.

Besonders stark entgleist die ROT-Energie, wenn diese nicht als eigene Stärke akzeptiert und gelebt wird, sondern sich unbewusst nach innen richtet – was erziehungsbedingt häufiger bei Frauen der Fall ist. Sogenannte Autoaggressionskrankheiten wie z. B. die chronischen Darmerkrankungen Morbus Crohn und Colitis ulcerosa können die Folge sein.

Ein Zuviel an ROT-Energie entsteht auch, wenn man sich arbeitsmäßig zu sehr unter Druck setzt, in ein Thema verbeißt oder aus Ehrgeiz die eigenen Kräfte überschätzt. Ein Änderungsschneider, der zu einem bestimmten Termin zu viele Aufträge annimmt, um auf kein Geschäft zu verzichten, muss schließlich Tag und Nacht durcharbeiten. Ein Künstler, der sich vorgenommen hat, bis zu einem bestimmten Ausstellungstermin statt fünf noch zehn Bilder zu malen, muss erleben, wie ihn seine Kreativität verlässt. Das Phänomen des Burnouts – des Ausgebranntseins – findet sich am häufigsten bei Menschen mit starker ROT-Energie, oft auch als Folge ihres ausgeprägten Hangs zum Perfektionismus.

Überschießende Emotionen, leidenschaftliche Auseinandersetzungen, Gefühlsdramen oder persönliche Machtspiele können die ROT-Energie so stark anheizen, dass sie Männer in Tyrannen und Frauen in Furien verwandelt.

Das gilt für Kinder

Kinder mit starker ROT-Energie sind besonders durch Hänseleien der Geschwister oder durch ungerechtfertigte Kritik in der Schule aus dem Gleichgewicht zu bringen. Auch elterliches autoritäres Durchsetzen von Erziehungsprinzipien verformt die ROT-Energie.

Wie kommt die ROT-Energie wieder ins Gleichgewicht?

Der wichtigste Grundsatz lautet hier: »Weniger ist mehr«. Die ROT-Energie muss einen Gang zurückschalten und sich abkühlen, also insgesamt die Intensität im Handeln zurückfahren. Es geht aber auch darum, den Fokus zu verschieben: weg vom Wettbewerb und selbstorientierten Leistungsvergleich hin zu einem Ziel, das auch höheren Interessen dient. So könnte z. B. ein Politiker damit aufhören, in erster Linie seine Parteikarriere und Imageprofilierung im Auge zu haben, und sich vielmehr bewusst für ein »unbequemes« Ziel einsetzen, das nachhaltig dem Gemeinwohl dient.

Das Entweder-Oder-Denken muss dem Bewusstsein weichen, dass viele Wege nach Rom führen. Für die ROT-Energie ist es im Zweifelsfall wichtig, weniger den Kopf und mehr das Herz sprechen zu lassen. Nur so kann sie die Erfahrung machen: Eine Situation im Kontext zu betrachten und anders geartete Menschentypen in ihrem Verhalten zu respektieren, erweckt positive Resonanz, Mitgefühl und Sympathie.

Das Motto für die ROT-Energie lautet: »Nobody is perfect!«

Sport, der nicht rein leistungsorientiert ist, hilft die starken Spannungen einer übersteigerten ROT-Energie auszugleichen. So ist eine Runde Golf mit Freunden intensivem Einzeltraining im Fitnessstudio vorzuziehen. Auch regelmäßiges, aber nicht ständiges Essen balanciert das Gleichgewicht der ROT-Energie aus.

Das gilt für Kinder

Kinder mit unausgeglichener ROT-Energie müssen ernst genommen und angemessen gefordert werden. Die Aggression von Schulkindern kann u. a. auch ein Zeichen von intellektueller Unterforderung sein. In aggressiver ROT-Energie brauchen Kinder viel Mitgefühl und wollen sich angenommen und geliebt fühlen. Ihre Kooperation gewinnt man mit konsequenter Haltung, intelligentem Verhalten und viel Humor.

5 Die BLAU-Energie

Kann auch mal fünfe
gerade sein lassen

Ist mitfühlend und
freundlich

Verhält sich hegend
und pflegend

Ist friedfertig, sucht
nach Harmonie

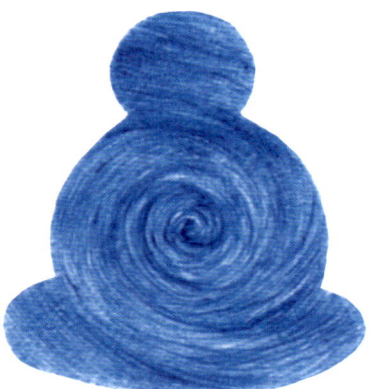

Ist eher konservativ

Ist manchmal
träumerisch

Ist pflichtbewusst

Ist langsam, ruhig

Ist abwartend,
zurückhaltend

Ist ausdauernd und
beharrlich

Woran erkenne ich das Wirken der BLAU-Energie im ausgeglichenen Zustand?

Menschen in ausgeglichener BLAU-Energie sind nicht so schnell aus der Ruhe zu bringen. Sie agieren langsam, gelassen und geduldig. Sie denken »ökonomisch« und gehen deshalb häufig den Weg des geringsten Widerstands. Neuem gegenüber verhält sich die BLAU-Energie zunächst zurückhaltend. Sie verfügt aber über einen langen Atem, wenn es gilt, ein gefasstes Ziel zu erreichen – etwa vergleichbar mit einem Ozeandampfer, der, einmal in Fahrt gekommen, nicht mehr vom Kurs abweicht.

Innerhalb eines Teams werden Menschen mit ausgeprägter BLAU-Energie geschätzt als Personen, auf die man sich verlassen kann. Denn man weiß, dass sie ihre Arbeit zuerst gründlich durchdenken und dann akkurat erledigen. Sie selbst genießen es, Aufgaben in ihrem eigenen, ruhigen Tempo Punkt für Punkt abarbeiten zu können.

In ausgeglichener BLAU-Energie wirkt man äußerlich eher distanziert, ist aber sehr mitfühlend. Man engagiert sich gern für andere und zeigt dabei ein ausgeprägtes Pflichtgefühl und Verantwortungsbewusstsein. Solche Qualitäten haben ihren hohen Wert im sozialen Leben, vor allem in der Familie, wo sich das Gemeinschaftsbewusstsein der BLAU-Energie gut entfalten kann.

Andere erleben Personen mit starker BLAU-Energie als ausgeglichen und versöhnlich, als stabil und bodenständig, manchmal allerdings auch als melancholisch, zu gutmütig, sehr schwerfällig oder konservativ.

Das gilt für Kinder

Kinder mit starker BLAU-Energie reden nicht besonders viel. Die meisten Informationen muss man ihnen förmlich aus der Nase ziehen. Sie brauchen in der Regel länger, um etwas zu begreifen. Was sie jedoch einmal verinnerlicht haben, vergessen sie so schnell nicht wieder. Sport und Bewegung zählen nicht zu ihren Lieblingsbeschäftigungen. Gern befassen sie sich mit praktischen Dingen, z. B. basteln sie gern und reparieren Gegenstände mit viel Geduld. Ihre Ruhe und ihr ausgleichendes Wesen machen sie bei Groß und Klein beliebt.

Unausgeglichene BLAU-Energie

Hat ein überstarkes
Sicherheitsstreben

Zögert, schiebt
Dinge vor sich her

Denkt übermäßig
materialistisch

Ist passiv,
widerstrebend

Ist übertrieben an-
hänglich, klammernd

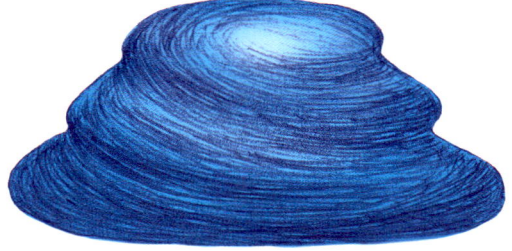

Ist störrisch, stur

Ist traurig,
weinerlich

Zieht sich zurück,
macht dicht

Ist lustlos, träge, faul

Ist sehr empfindsam

Wie reagiert man in unausgeglichener BLAU-Energie?

Unter Druck wird die von Natur aus phlegmatische BLAU-Energie immer schwerfälliger, träger und gerät mehr und mehr in Stagnation. Die Bewegungsunlust, die Neigung zum Trost durch Essen oder zur Flucht in den Schlaf nehmen zu. Stur verweigert man jede Kommunikation, lässt Argumente und Meinungen anderer einfach an sich abprallen. Die Abwehrhaltung gegenüber Veränderungen und allem Neuen verstärkt sich.

Menschen mit entgleister BLAU-Energie können sich z. B. kaum an einen neuen Arbeitsplatz gewöhnen, denn eigentlich wollen sie, dass alles so bleibt, wie es ist. Auch in der Partnerschaft besteht die Neigung, sich bei Konflikten zurückzuziehen – oft, weil man sich innerlich nicht akzeptiert oder unerwünscht fühlt. Jedoch kann und will man nicht darüber sprechen.

Ob Kinder oder Erwachsene: Je mehr man BLAU-reagierende Menschen aus der Reserve locken will, desto stärker igeln sie sich ein. Das hat sehr oft zur Folge, dass Konflikte einfach ignoriert oder ausgesessen werden.

Je stärker das Ungleichgewicht der BLAU-Energie, desto krampfhafter hält sie an Altem fest, z. B. an Essgewohnheiten, Lieblingskleidungsstücken oder an einer nicht mehr passenden Wohnsituation. Dabei tritt das materielle Denken immer stärker hervor, geistige Werte geraten zunehmend in den Hintergrund.

Weil ein Mensch mit viel BLAU-Energie in seinem Inneren oft zarter und empfindsamer ist, als er aussieht, sucht er unter Druck vermehrt nach seelischer Geborgenheit. Dadurch entwickelt er oft eine übertriebene Anhänglichkeit an bestimmte Personen. Wird ein Mensch mit betonter BLAU-Energie körperlich oder seelisch zu stark belastet, kann er in Zustände tiefer Traurigkeit oder Depression versinken, aus denen er im Extremfall ohne Hilfe kaum herausfindet.

Ein Mensch, dessen BLAU-Energie aus dem Gleichgewicht gerät, bemerkt zunächst, dass er lustloser, w derstrebender und empfindsamer reagiert als sonst. Es fällt ihm immer schwerer, sich zu etwas aufzuraffen. Sein Hang zur Passivität wächst.

Was bringt die BLAU-Energie aus dem Gleichgewicht?

Die BLAU-Energie gerät ins Straucheln, wenn ihr angeborenes Phlegma von anderen Menschen nicht akzeptiert und respektiert wird, wenn man sie daran hindert, in ihrem eigenen gemäßigten Tempo zu agieren und sich genügend Erholung zu gönnen.

Da die BLAU-Energie von Natur aus sehr ausgeglichen ist, dauert es in der Regel eine Weile, bis sich die Zeichen eines Ungleichgewichts deutlich zeigen. Besonders frustrierend ist es für einen BLAU-betonten Menschen, wenn man Flexibilität von ihm erwartet und durch kurzfristige Planänderungen seine Routine durchkreuzt. Wird z. B. der lang ersehnte Urlaub von heute auf morgen gestrichen, kann ihn das restlos aus der Fassung bringen, selbst wenn der Arbeitgeber die finanziellen Folgen der Urlaubsstornierung trägt. Auch innerhalb der Familie leidet die BLAU-Energie stärker als andere unter Veränderungen und Trennungen.

Die BLAU-Energie leidet besonders stark unter Veränderungen – in der Familie wie im Beruf.

Etwas loslassen zu müssen, z. B. den Dachboden entrümpeln und persönliche, aber völlig unbrauchbare Dinge wegzuwerfen, bringt die BLAU-Energie in große Bedrängnis. Wenn die Kinder zum Studium das Haus verlassen, fällt eine BLAU-betonte Mutter in ein schwarzes Loch. Auch eine Pensionierung, das Ende einer über Jahre gelebten Berufsroutine, kann dazu führen, dass sich die BLAU-Energie völlig hängen lässt und in Apathie versinkt.

Das gilt für Kinder

Ebenso wie für Erwachsene gilt auch für BLAU-betonte Kinder, dass sie erst dann aus dem Gleichgewicht kommen, wenn sie über lange Zeit zu einer ihnen nicht gemäßen Lebensweise gezwungen waren. Andererseits müssen Eltern allerdings auch darauf achten, dass die BLAU-Energie bei diesen Kindern nicht zu stark wird. Die Trägheit darf nicht überhandnehmen, da das Kind sonst immer schwerer zu eigenem Antrieb zurückfindet.

Wie kommt die BLAU-Energie wieder ins Gleichgewicht?

Das Entscheidende ist, die Stagnation zu unterbrechen und ganz bewusst einen Wechsel herbeizuführen. Für BLAU-betonte Charaktere ist das aus eigener Kraft schwer möglich. Daher ist es sinnvoll, sich dabei von Verwandten, Freunden oder professionellen Helfern unterstützen zu lassen. Es gilt nicht nur zu verstehen, sondern auch wirklich zu verinnerlichen, dass die Situation nicht so bleiben kann, wie sie ist, sondern dass sich jetzt tatsächlich etwas ändern muss. Gewohnheiten und Routinehandlungen müssen erkannt und bewusst durchbrochen werden.

Um die BLAU-Energie wieder in Bewegung zu bringen, ist es sehr wichtig, weniger zu schlafen und sich regelmäßig zu bewegen, selbst wenn es nur simple Spaziergänge sind. Viele Menschen mit starker BLAU-Energie müssen sich anfangs regelrecht dazu zwingen. Es wird leichter, wenn man sich beispielsweise von einer Freundin regelmäßig zum Spaziergang abholen lässt.

Das Motto für die BLAU-Energie lautet: »Das einzig Beständige ist der Wandel.«

Will man ein BLAU-betontes Familienmitglied dabei unterstützen, wieder ins Gleichgewicht zu finden, darf man nicht zu mitfühlend vorgehen. Bedauern bringt nichts. Vielmehr muss man ihm sehr sachlich und beharrlich vor Augen führen, warum eine Veränderung jetzt nötig ist und was er ganz konkret davon haben wird. Anschließend darf man nicht vergessen, regelmäßig nachzufragen und ihn immer wieder daran zu erinnern.

Das gilt für Kinder

Kinder mit viel BLAU-Energie brauchen eine sanfte Hand, die sie dennoch mit Nachdruck anleitet und stimuliert, ihre Trägheitsphasen zu überwinden, um wieder zu eigenem Antrieb zurückzufinden. Die hohe Kunst ist dabei, ihr gemäßigtes Tempo zu berücksichtigen und sich als Erzieher dennoch mit Entschiedenheit und Konsequenz durchzusetzen. Es gilt, das richtige Maß an Regelmäßigkeit, Penetranz und Motivation zu finden.

So reagieren die Reaktionstypen auf- und miteinander

Das Ziel der Evolution im Makro- wie im Mikrokosmos des menschlichen Lebens ist Entfaltung. Diesem Prozess dienen die drei elementaren Reaktionsenergien in ständiger wechselseitiger Stimulation und Regulierung. Damit diese Entfaltungsprozesse stattfinden können, kommen wir immer wieder mit Partnern, Kollegen, Freunden, Eltern, Kindern zusammen, die unseren und ihren eigenen Entfaltungsprozess stimulieren und regulieren.

Die häufigsten Konstellationen

Zwei Konstellationen lassen sich dabei am häufigsten beobachten: »Gleich und gleich gesellt sich gern« und »Gegensätze ziehen sich an«.

Gleich und gleich gesellt sich gern

In der ersten Konstellation zieht man Menschen an, die das eigene Energiefeld stärken und nähren. Z. B. schließen sich zwei Grafiker in GELB-Energie, bisher Einzelkämpfer, zu einem Team zusammen, um so mehr Aufträge zu bekommen und besser zu verdienen. Oder zwei Verwaltungsangestellte in BLAU-Energie heiraten und kaufen sich ein Haus am See, um dort friedlich zu leben. Eine derartige gegenseitige Stärkung ist zunächst sehr wohltuend. Sie kann aber über längere Zeit auch zur Einseitigkeit führen.

Wir ziehen die Menschen an, die wir für unsere Entwicklung brauchen.

Die beiden Grafiker im GELB-Typ bekommen durch den Zusammenschluss zwar sicher einen größeren Kundenkreis. Sie müssen dabei aber nicht unbedingt mehr Umsatz machen, da hier die

ROTE und die BLAUE Energie fehlen. Das Ehepaar in BLAU-Energie genießt zwar gemeinsam die ruhevolle Atmosphäre, hat sich aber vermutlich nach einigen Jahren nicht mehr viel zu sagen. Denn auf die Dauer fehlen vielleicht die Anregung der GELB-Energie und der Druck der ROT-Energie.

Gegensätze ziehen sich an

Die zweite Konstellation tritt häufiger auf: Man zieht unbewusst diejenige Energie an, die einem fehlt, um sich mit der anderen zu ergänzen und vollständiger zu werden. Diese Variante stellt höhere Anforderungen. Eine Ehefrau in friedfertiger BLAU-Energie muss z. B. mit den regelmäßigen Temperamentsausbrüchen ihres Gatten in ROT-Energie fertig werden. Die ständig neuen Entscheidungen eines Chefs in GELB-Energie bringen seinen zielstrebigen Product-Manager in ROT-Energie zur Verzweiflung.

Die Gegensätze gemeinsam nutzen

Das Wissen um die Reaktionstypen kann uns im Alltag eine große Hilfe sein. Es ermöglicht, sich selbst und den Partner in einem übergeordneten Bezugsrahmen sozusagen ganzheitlicher wahrzunehmen. Anstatt wie bisher die gegenseitigen Stärken als selbstverständlich hinzunehmen, aber »Entgleisungen« zu verurteilen und daraus verallgemeinernde Schlüsse auf den ganzen Menschen zu ziehen, kann man »Schattenseiten« jetzt aus größerer Distanz betrachten und sie bewerten – als das, was sie eigentlich nur sind: Überreaktionen, das vorübergehende Überhandnehmen wesenstypischer Energien. Genau diese Energien machen ja auch die kreative Qualität der Partnerschaft aus. Also warum nicht in einem (konstruktiven) »Streit«-Gespräch auf diese Unterschiede zugehen, den Konflikt typgerecht diskutieren und klären?

Die drei – bewusst einfach gehaltenen – Übersichten auf den folgenden Seiten zeigen Ihnen, wie die drei Reaktionsenergien prinzipiell aufeinander oder miteinander reagieren.

Irgendwo tief innen weiß jeder von uns, dass alle drei Reaktionstypen gleich »wertvoll« sind, dass sie sich in einem größeren energetischen Netzwerk gegenseitig brauchen. Jeder ist an seiner Stelle unverzichtbar. Erst zusammen bilden wir alle ein großes Ganzes.

Kommunikation in ausgeglichener Reaktionsenergie

mit **GELB**

GELB

Bei gleicher Zielsetzung haben GELB und GELB geistig immer Gesprächsstoff. Dabei spielen auch ästhetische Gesichtspunkte eine wichtige Rolle, materielle weniger. Man ist viel gemeinsam unterwegs, entwickelt viele interessante Pläne und Ideen, die allerdings selten verwirklicht werden.

ROT

ROT und GELB schaukeln sich gegenseitig hoch und können zusammen große kreative Leistungen erbringen. ROT analysiert die Ideenfülle von GELB und bringt sie auf den Punkt. Ein gemeinsam als sinnvoll erkanntes Projekt kann ROT mit Unterstützung des flexiblen GELBS weiterentwickeln und – auch Widerständen zum Trotz – konsequent ins Ziel führen.

BLAU

BLAU kann GELB gut zuhören und sich durch dessen Ideen geistig anregen lassen. Zugleich kann es GELB darin unterstützen, aus seinen vielen Ideen diejenigen herauszufiltern, die ökonomisch sinnvoll und praktisch umsetzbar sind.

mit **ROT**	mit **BLAU**
GELB und ROT können gute Teampartner sein. Durch seine flexible und spielerische Art kann GELB bei Problemen immer wieder inspirieren und neue Blickweisen eröffnen. Dafür ist ROT besonders dann dankbar, wenn es zu zielstrebig vorgegangen und dadurch einseitig geworden ist. GELB kann ROT davor bewahren, zu extrem zu reagieren.	GELB und BLAU können sich gegenseitig eine Stütze sein. Das flexible und spielerische GELB kann ein behäbiges und beharrliches BLAU wieder in Schwung bringen, wenn dieses zu passiv geworden ist. Denn es zeigt ihm eine neue und leichtere Art, mit dem Leben umzugehen. Da GELB sensibel auf die BLAU-Empfindsamkeit eingehen kann, mag es ihm gelingen, BLAU langsam aus seinem Schneckenhaus herauszuholen.
Bei gleicher Zielsetzung von ROT und ROT potenziert sich die dynamische Willensenergie. Man kann gemeinsam sowohl in der Öffentlichkeit als auch im Privatleben viel erreichen und erleben: wirtschaftliche Erfolge, große Gefühle und leidenschaftliche Momente, denn: »Was man tut, das tut man ganz!«	ROT und BLAU sind gute Partner, besonders in wirtschaftlicher Beziehung. ROT setzt die Ziele und ist die treibende Kraft. Die Ausdauer und Emsigkeit von BLAU garantieren ökonomische Umsetzung und Nachhaltigkeit. Denn BLAU sorgt dafür, dass einmal Erreichtes immer wieder gepflegt und aktualisiert wird.
Durch seine versöhnliche und zugleich nüchterne Art, die Fakten des Lebens zu betrachten, kann BLAU das feurige ROT bei Bedarf beruhigen und immer wieder auf den Boden der Tatsachen bringen. BLAU schafft die Plattform, auf der sich Projekte entfalten können.	Bei gleicher Zielsetzung gilt die Devise »Leben und leben lassen«. BLAU und BLAU wissen, was sie aneinander haben und dass sie sich aufeinander verlassen können. Man macht es sich gemeinsam gemütlich.

Kommunikation in unausgeglichener Reaktionsenergie

	mit GELB
GELB 	Die Unbeständigkeit potenziert sich. Man redet unaufhörlich aufeinander ein, wird zur gegenseitigen nervlichen Belastung. Einer macht den anderen verrückt, der Alltag wird chaotisch. Besonders wenn keine übergeordnete, gemeinsame Zielsetzung vorliegt, können GELB und GELB keinen gemeinsamen Nenner mehr finden.
ROT 	ROT neigt dazu, GELB unter seine Fittiche zu nehmen, um zu versuchen, dessen Aufregung und Verwirrung unter Kontrolle zu bekommen. GELB fühlt sich dadurch bedroht, eingeengt, gegängelt oder bevormundet. Es rebelliert dagegen oder reagiert verängstigt.
BLAU 	BLAU betrachtet GELB als unpraktischen oder unrealistischen Spinner. Es kann und will seinen Ideen und Höhenflügen nicht folgen, sieht die Dinge rein pragmatisch. BLAU überreagiert auf materieller Ebene, z. B. kauft es viele Geschenke, um GELB zu beruhigen. GELB fühlt sich dann von BLAU mit Materie »erschlagen«, aber nicht richtig verstanden. BLAU ist absolut ratlos.

mit **ROT**	mit **BLAU**
Das innere Chaos von GELB, das ständige besorgte Fragen reizt und belästigt ROT, treibt es zur Weißglut. ROT reagiert verletzend und aggressiv. Das versetzt GELB noch mehr in Panik.	GELB blockiert BLAU. Denn GELB regt sich immer mehr auf, worauf sich BLAU sich immer mehr einigelt – Redegewitter gegen Funkstille. Verständnis für die gegenseitigen Stressmuster aufzubringen, ist fast unmöglich. Also müssen GELB und BLAU sich Zeit geben oder eine Vermittlung von außen zulassen.
Die enorme Energie von ROT und ROT wird destruktiv. Aus Freunden werden Feinde: Es kommt zu lautstarken Streitigkeiten, gnadenlosem Wettbewerb, zerstörerischen Machtkämpfen, schlimmstenfalls zum Kampf bis aufs Messer.	ROT will BLAU antreiben, in Bewegung bringen – und geht dabei nicht eben zimperlich vor. BLAU rettet sich gegen den »Sklaventreiber« durch passiven Widerstand, zieht sich zurück, sitzt es aus. Es ist keine Kommunikationsbasis mehr gegeben. BLAU reagiert äußerlich unbeweglich – so, als ob es das Ganze nichts anginge, und wartet, bis das Gewitter vorbei ist.
BLAU fühlt sich von ROT bedrängt, gegen sein natürliches Phlegma anzuleben. Deshalb delegiert es immer mehr Aufgaben an ROT, das dadurch immer hektischer agiert und dies BLAU vorwirft. BLAU fühlt sich dadurch belastet, verkannt, lässt sich aber nichts anmerken. Ist seine Belastungsgrenze erreicht, zieht sich BLAU – für ROT völlig überraschend – zurück. Für BLAU ist die Angelegenheit damit ein für allemal erledigt.	Im entgleisten Zustand ist keinerlei Verständigung mehr möglich. Jeder schweigt – frei nach dem Motto: »Mal sehen, wie lange er oder sie das aushält!«

So bringen sich die Energien gegenseitig ins Gleichgewicht

mit GELB

GELB

Rücksicht aufeinander nehmen, gemeinsam zur Ruhe kommen, z. B. bei Spaziergängen in der Natur oder bei einem schönen Essen. Jeden über sein Thema reden lassen und die gemeinsamen Schnittstellen suchen. Gemeinsame Besuche geistig inspirierender oder künstlerischer Veranstaltungen. Austausch über spirituelle Themen pflegen.

ROT

Geduld und Verständnis signalisieren. GELB nicht mit dem eigenen Dominanzanspruch erdrücken, es reden lassen, ohne Ratschläge zu erteilen. GELB durch das eigene Beispiel dabei unterstützen, wieder Struktur zu bekommen, aber nichts von ihm fordern, nichts vorschreiben.

BLAU

GELB Ruhe und Geborgenheit vermitteln. Aktiv zuhören, was es zu sagen hat. Auf sein empfindliches Nervenkostüm Rücksicht nehmen. In praktischen Dingen Hilfestellung leisten, aber GELB nicht zu sehr vereinnahmen oder an ihm klammern.

mit ROT	mit BLAU
Mit Lebendigkeit und Lebenslust die zu starke Fokussierung von ROT auflockern. Durch witzige Bemerkungen neue überraschende Blickpunkte setzen. Sich darin üben, ROT mehr Reibungsfläche zu bieten und sich Auseinandersetzungen zu stellen. Lernen, die starken Gefühle, auch Machtansprüche von ROT als Temperamentsäußerungen zu verstehen und nicht überzubewerten.	BLAU mit Witz aus der Reserve locken. Aber nicht zu viel auf es einreden, sondern das Wesentliche klar und ehrl ch zum Ausdruck bringen. Seine ökonomische Seite anerkennen, aber neue Sichtweisen und andere Maßstäbe aufzeigen. Auch übergeordnete Aspekte wie Gemeinwohl und Spiritualität in das Gespräch einbringen. Die angeborene Intuition und Empfindsamkeit von BLAU dadurch wieder neu beleben.
Nicht mit den gleichen Waffen zurückschlagen. Von der Wettbewerbs- auf die Herzensebene überwechseln. Mitgefühl signalisieren. Versuchen, die Angelegenheit sportlich zu sehen. Witz und Humor als konstruktive Problemlöser nutzen. Sich gemeinsam für ein übergeordnetes Ziel einsetzen.	Die Andersartigkeit von BLAU erkennen und respektieren. Geduldig sein starkes Sicherheitsdenken hinterfragen. Neue Anstöße und Blickpunkte geben. Verantwortung auf BLAU übertragen. Nicht nörgeln, nicht zu viel Perfektion fordern. Sanften Druck ausüben, aber BLAU nicht überfordern. Es zum Mitmachen verführen, z. B. zu einer sportlichen Aktivität abholen.
Den Vulkan verrauchen lassen. ROT zu verstehen geben, dass man es zwar durchschaut, aber trotzdem Verständnis für es hat. Sich trauen, die eigenen Gefühle offen zu äußern. Weniger Verantwortung auf ROT abschieben. Gemeinsam die schönen Seiten des Lebens genießen.	»Alte Kamellen« gedanklich oder verbal nicht immer wieder aufwärmen, sondern sie gemeinsam endgültig ad acta legen. Konstruktive Erfahrungen und Tipps darüber austauschen, wie man Veränderungen früher schon einmal bewältigt hat und wie man die jetzt anstehende Veränderung Schritt für Schritt durchführen wird.

Ermitteln Sie Ihr Reaktionsprofil

Wahrscheinlich haben Sie sich schon bei der Lektüre der verschiedenen Reaktionstypen weitgehend richtig eingeschätzt. Der Fragebogen ab Seite 46 soll Ihnen helfen, diese subjektive Einschätzung abzusichern. Sollten Sie nicht alle Punkte selbst eindeutig beantworten können, fragen Sie auch Ihren Partner, Freunde, Verwandte oder andere Menschen, die Sie lange kennen. Da diese naturgemäß einen größeren Abstand zu Ihnen haben, entscheiden sie häufig schneller und treffsicherer als Sie selbst.

Fragen Sie auch Ihren Partner oder Menschen, die Sie gut kennen.

Ist die Beantwortung des Fragebogens für Sie dennoch schwierig, so kann es sein, dass eine akute problematische Situation den Blick auf Ihren Reaktionstyp verstellt. In diesem Fall wäre es sinnvoller, jetzt eine individuelle, auf diese akute Situation zugeschnittene Bach-Blütenmischung zu ermitteln und eventuell später auf die Grundharmonisierung nach Reaktionstyp zurückzukommen.

Wie reagieren Sie normalerweise?

Wichtiger Hinweis besonders für Menschen, die bisher andere Bach-Blüten-Fragebögen ausgefüllt haben: Im Gegensatz zu den Fragen der klassischen Bach-Blütentherapie, wo es darum geht festzustellen, welche seelischen Verhaltensmuster Ihnen jetzt gerade Probleme bereiten, geht es hier nicht um Ihre aktuelle seelische Situation. Gefragt ist vielmehr Ihre psychophysische Konstitution, also ist die Art und Weise, wie Sie in normalem, d. h. relativ ausgeglichenem Zustand – also die meiste Zeit Ihres Lebens – reagieren.

Hilfreich ist auch, Ihre Eltern oder andere Verwandte zu fragen, wie Sie als älteres Kind oder als Jugendlicher reagiert haben, also in einer Zeit, in der veranlagte Reaktionsmuster oft noch unmittelbarer ausgelebt werden konnten.

Beantworten Sie die Fragen ehrlich, ohne dem Wunschbild zu verfallen, wie Sie lieber reagieren würden.

So füllen Sie den Fragebogen aus

Der Fragebogen in diesem Buch enthält 17 Fragen mit Antworten in den Reaktionsvarianten GELB, ROT und BLAU, wobei zur Abrundung des Bildes auch Reaktionen bezüglich Appetit, Schlafverhalten u. Ä. mit abgefragt werden.

In diesem Bogen kreuzen Sie bitte bei jeder Frage nur eine Möglichkeit an. Wenn für Sie bei einer Frage zwei Antworten gleich richtig zu sein scheinen, nehmen Sie bitte diejenige, die sich beim Antworten spontan »leichter« für Sie anfühlt.

Kreuzen Sie bei jeder Frage nur eine Antwort an.

Wenn bei einer Frage nur ein Teil der Antwortformulierung – dieser dann aber ganz genau – zutrifft, kann die entsprechende Antwort insgesamt angekreuzt werden.

Ein Beispiel: Wenn für Sie bei Frage 2 (»Wie kommen Sie zu Entscheidungen?«) der erste Teil der dritten Antwortvariante (BLAU) »Weil ich sorgfältig alle Einzelheiten überprüfe« nicht zutrifft, der zweite Teil »...brauche ich viel Zeit, um eine Entscheidung zu treffen« jedoch genau stimmt, dann kreuzen Sie den BLAUEN Kreis an.

Oder: Wenn für Sie bei Frage 17 (»Welche Ihrer Charaktereigenschaften führen immer wieder zu Problemen?«) die Antwort »Wankelmut, Unbeständigkeit« nicht zutrifft, sehr wohl aber »mein ständiger Drang nach Neuem«, kreuzen Sie den GELBEN Kreis an.

Fragebogen zur Ermittlung Ihres Reaktionsprofils

Frage 1: Wie steht es mit Ihrem Durchhaltevermögen?

Ich starte schnell, habe aber bald keine Lust mehr und muss mich dann zum Durchhalten zwingen.

Ich kann gut durchhalten, neige dabei aber zu übertriebenem Krafteinsatz, treibe Raubbau.

Ich komme nur langsam in Fahrt, kann dann aber enorm lange durchhalten.

Frage 2: Wie kommen Sie zu Entscheidungen?

Ich bin oft unentschlossen, und es fällt mir schwer, mich zu einer verbindlichen Entscheidung durchzuringen.

Ich entscheide mich relativ schnell und zielsicher.

Weil ich sorgfältig alle Einzelheiten überprüfe, brauche ich viel Zeit, um eine Entscheidung zu treffen.

Frage 3: Wie reagieren Sie auf neue Informationen?
(wenn Sie z. B. die Zeitung lesen)

Neue Informationen nehme ich rasch und leicht auf, vergesse sie aber schnell wieder.

Informationen, die mich interessieren, nehme ich schnell auf und speichere sie im Gedächtnis.

Ich nehme neue Informationen eher zögerlich und langsam auf, behalte sie aber sehr gut.

Frage 4: Wie reagieren Sie üblicherweise, wenn Sie mit Menschen zusammen-kommen, denen Sie vorher noch nie begegnet sind? (z. B. in einem Seminar)

Wenn ich meine Anfangsschüchternheit überwunden habe, rede ich gern und viel. ○

Ich äußere mich offen und direkt, genieße es, wenn andere mir zuhören. ○

Ich bin eher zurückhaltend, sage wenig und kann gut zuhören. ○

Frage 5: Wie reagieren Sie, wenn etwas nicht so funktioniert, wie Sie es sich vorgestellt haben? (z. B. springt das Auto nicht an)

Mir fallen sofort andere Möglichkeiten ein, wie ich zum Ziel kommen könnte. ○

Ich fühle mich herausgefordert (»Das wäre doch gelacht!«), kann auch gereizt oder ärgerlich werden; will es erzwingen. ○

Ich behalte die Ruhe, probiere geduldig weiter. ○

Frage 6: Was ist Ihre typische Reaktion bei Konflikten?

Ich rede viel und lenke vom Thema ab. ○

Ich fordere Klärung, vertrete konsequent meine Position. ○

Ich versuche alles, um einen Streit zu vermeiden; gebe mich versöhnlich oder halte mich raus. ○

Frage 7: Auf welche Witterungsverhältnisse reagieren Sie empfindlich?

Auf trockene Kälte und kalten Wind. ○

Auf große Hitze bei hoher Luftfeuchtigkeit. ○

Auf feuchtkaltes Wetter und Nebel, besonders im Frühling und Herbst. ○

Frage 8: Was ist meist die Ursache, wenn Ihnen ein Fehler passiert?

Sie waren abgelenkt, unkonzentriert oder zu nervös.

Sie waren zu wagemutig oder zu risikobereit.

Sie waren geistig abwesend oder zu langsam in der Reaktion.

Frage 9: Wie reagieren Sie auf Hitze?

Hitze macht mir kaum etwas aus. Ich schwitze fast nicht.

Ich schwitze viel und stark.

Ich schwitze mäßig.

Frage 10: Wie ist Ihr Umgang mit der Zeit?

Ich bin eigentlich immer unter Zeitdruck, aus Angst,
etwas nicht zu schaffen oder etwas zu verpassen.

Normalerweise habe ich keine Zeitprobleme, weil ich
Prioritäten setzen kann – es sei denn, ich lade mir zu
viel auf oder steigere mich zu sehr in meine Aufgabe hinein.

Ich habe das Gefühl, immer genug Zeit zu haben. Ich komme
nur unter Zeitdruck, wenn ich nicht schnell genug erkannt habe,
was in der Situation erforderlich ist, oder wenn ich zu lange
gebraucht habe, um mich aufzuraffen.

Frage 11: Wie reagieren Sie beim Thema Geld?

Bei mir ist das Geld immer im Fluss. Ich gebe Geld spontan aus.
Manchmal verliere ich den Überblick.

Wenn ich etwas unbedingt haben will, gehe ich auch schon
einmal ein finanzielles Risiko ein, um es zu bekommen.

Ich kann gut mit meinem Geld umgehen, habe immer etwas auf
der hohen Kante, investiere in sichere, langfristige Anlagen.

Frage 12: Wie reagieren Sie in Bezug auf Appetit und Essgewohnheiten?

Mein Appetit ist schwankend, häufig vergesse ich auch zu essen.
Manchmal sind meine Augen größer als mein Magen.

Mein Appetit ist gleichmäßig und eher groß.
Wenn ich hungrig bin und nicht schnell etwas zu essen
bekomme, reagiere ich sehr gereizt.

Mein Appetit ist eher gering, aber konstant. Ich esse zwar
gern und gut, kann aber auch mal eine Mahlzeit ausfallen lassen.

Frage 13: Wie charakterisieren Sie Ihre körperliche Aktivität?

Ich bewege mich, um meine Nervosität loszuwerden und
mich geistig zu entspannen.

Ich liebe körperliche Aktivitäten, in denen ich mich mit mir
und anderen messen kann.

Ich vermeide wenn möglich körperliche Aktivität, bewege mich
meist langsam, bevorzuge Ausruhen und Faulenzen.

Frage 14: Mit wie viel Schlaf fühlen Sie sich wohl?

Ich brauche wenig Schlaf. Nachts wache ich öfter auf.

Ich brauche höchstens acht Stunden Schlaf. Wenn ich abends den
Ermüdungspunkt übergehe, kann ich die halbe Nacht durcharbeiten.

Ich brauche mindestens acht Stunden Schlaf. Es kann
auch mehr sein. Ich schlafe gern.

Frage 15: Wie verändert sich unter normalen Umständen Ihr Körpergewicht?

Ich bin eher leichtgewichtig und muss aufpassen, dass
ich bei Belastung nicht an Gewicht verliere. ○

Ich halte mein Gewicht, auch wenn ich gelegentlich
mehr esse als normal. ○

Ich nehme sehr leicht zu, auch wenn ich wenig esse.
Leider schmecken mir Speisen, die »anschlagen«, am besten. ○

Frage 16: Welche Ihrer Charaktereigenschaften betrachten Sie als Ihre Stärken?

Meine Offenheit, meine geistige Flexibilität und
auch meine vielen Ideen. ○

Dass ich selbst in schwierigen Situationen den Überblick behalte,
eine Sache auf den Punkt bringe und dann auch durchsetzen kann. ○

Dass ich eine Aufgabe ökonomisch und praktisch durchdenke,
ruhig angehe und nicht aufhöre, bevor sie erledigt ist. ○

**Frage 17: Welche Ihrer Charaktereigenschaften führen
immer wieder zu Problemen?**

Wankelmut, Unbeständigkeit, mein ständiger Drang nach Neuem. ○

Immer alles bestimmen müssen, immer alles perfekt haben wollen. ○

Meine Nachgiebigkeit, mein ausgeprägtes Harmoniebedürfnis,
mein Hang zur Bequemlichkeit. ○

Auswertung des Fragebogens

Übertragen Sie Ihre Antworten in diesen Auswertungsbogen und errechnen Sie anschließend Ihre Summe pro Reaktionstyp.

Frage	GELB	ROT	BLAU
1.			
2.			
3.			
4.			
5.			
6.			
7.			
8.			
9.			
10.			
11.			
12.			
13.			
14.			
15.			
16.			
17.			
Summe			

Analysieren Sie Ihr Reaktionsprofil

Die Verteilung der GELB-, ROT- und BLAU-Antworten zeigt Ihr ganz grundsätzliches energetisches Reaktionsprofil – so, wie es schon in Ihrer Kindheit vorhanden war. Wenn Sie die den Fragen entsprechenden Kreise im nebenstehenden Profilschema mit drei Buntstiften gemäß Ihren Antworten in GELB, ROT und BLAU ausmalen, haben Sie es als Muster plastisch vor Augen. Trotzdem sollten Sie das Ergebnis nicht absolut, sondern als Tendenz betrachten. Denn da wir alle Reaktionsenergien in uns haben und diese ständig in Bewegung sind, könnten sich, wenn Sie den Fragebogen zu einem späteren Zeitpunkt erneut ausfüllen, einige kleine Abweichungen ergeben. In diesem Fall tritt dann eine andere Facette Ihrer energetischen Persönlichkeit stärker in den Vordergrund.

Ihr persönliches Reaktionsprofil hilft Ihnen, sich selbst besser kennenzulernen und Ihre ROT-, GELB- und BLAU-Anteile gezielter zu nutzen.

Welche Energie wirkt wann?

Sie lernen sich selbst noch besser kennen, wenn Sie herausfinden, in welchen Lebenssituationen die drei Energien in Ihnen jeweils bevorzugt zum Einsatz kommen. Beispielsweise die weiche BLAU-Energie in der Familie, wenn Sie mit einem Kind sprechen? Die scharfe ROT-Energie, wenn Sie sich am Arbeitsplatz in einer Auseinandersetzung durchsetzen müssen?

Fragen Sie sich auch: Wie nutzen Sie die Energien in den einzelnen Lebensbereichen? Einer Verlegerin z.B. liefert die GELB-Energie ihre Ideen, welche Themen sie in ihr Buchprogramm aufnehmen soll. Ihre ROT-Energie hilft ihr, das Programm zu konzipieren und exakt durchzuplanen. Ihre BLAUE Seite ermöglicht ihr, die materiellen Aspekte zu kalkulieren und jedes einzelne Buch konkret auf den Markt zu bringen. Derartige Selbstbetrachtungen zeigen Ihnen, wie Sie Ihre persönlichen Reaktionsenergien noch gezielter in Ihr Leben einbringen können.

Ab Seite 62 erfahren Sie, welche Reharmony-Mischung Sie dabei unterstützen kann.

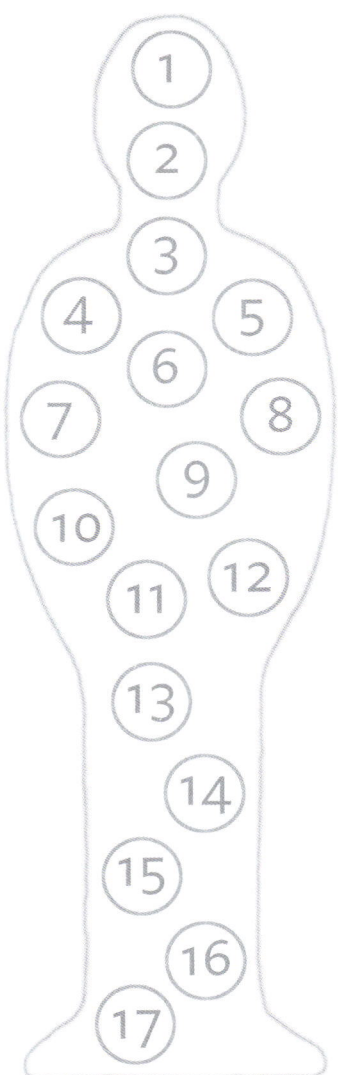

Kopieren Sie sich vor
dem Ausfüllen diese
Vorlage für Ihre
gesamte Familie.

Das Profilschema
(die Anordnung der Zahlen im Körperschema hat keine
tiefere Bedeutung).

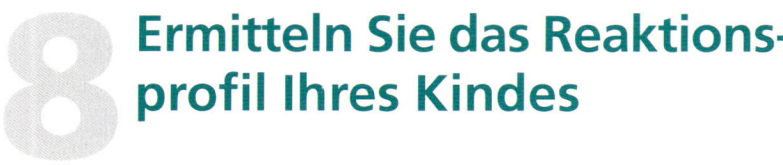

Ermitteln Sie das Reaktionsprofil Ihres Kindes

Das Reaktionsprofil von Kindern lässt sich erfahrungsgemäß ab dem sechsten Lebensjahr tendenziell erkennen. Für das Ausfüllen des Fragebogens für Kinder gelten sinngemäß die Anleitungen für Erwachsene, Seite 45.

Fragebogen zur Ermittlung der vorherrschenden Reaktionsenergie Ihres Kindes

Frage 1: Wann und wo fühlt sich Ihr Kind besonders wohl?

In Kreisen, wo es lebhaft zugeht und gelacht wird, z.B. bei Gesellschaftsspielen. In ästhetisch schöner Umgebung. ○

Wenn viel Trubel im Haus ist, wenn es aktiv mitarbeiten kann, z.B. wird ein Zimmer umgeräumt, Handwerker sind im Haus. ○

In eher ruhiger, gemütlicher Umgebung, in Gesellschaft seiner vertrauten Bezugspersonen. ○

Frage 2: Wie reagiert Ihr Kind auf Kritik?

Unaufmerksam oder schnell verunsichert. ○

Aggressiv, es versucht, andere zu beschuldigen. ○

Entmutigt oder traurig. Lässt sich bereitwillig zeigen, wie man es besser machen könnte. ○

Frage 3: Welches Antriebsverhalten zeigt Ihr Kind?

Springt schnell an, weil alles Neue interessant ist. ◯

Springt an, wenn es herausgefordert wird. ◯

Schwer in Gang zu bringen, braucht Anschub. ◯

Frage 4: Wie ist der Bewegungsdrang Ihres Kindes?

Groß, fast immer in Bewegung, schwer zur Ruhe zu bringen. ◯

Muss sich austoben können. Ist beim Sport ehrgeizig. ◯

Gering. Neigt zur Bequemlichkeit, bewegt sich nur, wenn
es sich »lohnt«. Aber wenn in Bewegung, dann ausdauernd. ◯

Frage 5: Wie lässt sich die Auffassungsgabe Ihres Kindes beschreiben?

Reagiert und versteht schnell. Vergisst aber auch schnell wieder. ◯

Gut, falls am Thema interessiert. Fragt nach. ◯

Langsam. Braucht mehrere Anläufe, bis es etwas vollkommen
begriffen hat. Dann sitzt das aber auch. ◯

Frage 6: Wie reagiert Ihr Kind, wenn es neu in eine Gruppe kommt?

Erst schüchtern. Sucht sich Gesellschaft. Redet dann viel. ◯

Keine Berührungsängste. Selbstbewusst. Gibt bald den Ton an. ◯

Bleibt am Rand sitzen, beobachtet, sagt vorerst gar nichts. ◯

Frage 7: Wie verhält sich Ihr Kind im Streit mit anderen Kindern?

Wird ängstlich, lenkt ab, versucht, sich herauszureden.

Sucht aktiv die Auseinandersetzung.

Es hält sich raus oder geht in Verhandlung, macht ein Angebot.

Frage 8: Was ist meist der Grund dafür, wenn Ihrem Kind ein kleines Missgeschick passiert? (zerbricht z. B. Geschirr)

Es war nicht richtig bei der Sache, da gleichzeitig mit etwas anderem beschäftigt.

Es wollte zu viel auf einmal, war zu ehrgeizig. Z. B. lädt es einen Korb zu voll, der ihm dann aus der Hand fällt.

Es war zu langsam und verträumt, reagierte nicht schnell genug. Z. B. sieht es, dass das Abwaschwasser überzulaufen droht, schließt den Wasserhahn aber trotzdem nicht schneller als sonst.

Frage 9: Wie ist das Essverhalten Ihres Kindes?

Isst eher kleine Portionen. Sein Appetit ist sehr schwankend. Wenn erschöpft, hat es keinen Appetit. Wenn sehr beschäftigt mit einer Sache, vergisst es das Essen ganz.

Isst reelle Portionen. Bei Hunger muss sofort etwas auf den Tisch kommen, sonst wird es aggressiv.

Isst morgens noch wenig, sonst aber normale Portionen. Nimmt sehr leicht zu.

Frage 10: Was loben andere am häufigsten an Ihrem Kind?

Es begreift sehr schnell. ○

Es weiß genau, was es will. ○

Es ist freundlich, man kann es gut um sich haben. ○

Frage 11: Wie reagiert Ihr Kind, wenn etwas nicht nach seinem Kopf geht?

Man kann es mit anderen Möglichkeiten ablenken. ○

Es reagiert trotzig, besteht lautstark auf seiner Forderung. ○

Es guckt vorwurfsvoll, sagt nicht viel, gibt nach. ○

Frage 12: Was braucht Ihr Kind, wenn es krank ist?

Geborgenheit und Wärme, keine Hektik. ○

»Behandlung« – es muss etwas geschehen: Umschläge etc. ○

Ruhe, teilnahmsvolles Fragen. ○

Frage 13: Wie reagiert Ihr Kind in Stresssituationen?

Übernimmt schnell die Unruhe aus der Umgebung und
wird sie nur langsam wieder los. ○

Wehrt sich gegen Stress, indem es Gegenaktionen setzt,
z. B. protestiert oder Lärm macht. ○

Zieht sich zurück und wartet ab. ○

Frage 14: Wie geht Ihr Kind mit Angst um?

Braucht jemanden zum Reden. ⭘

Macht sich selbst Mut. ⭘

Sucht Ausgleich durch Essen. ⭘

Frage 15: Wie geht Ihr Kind mit Niederlagen um?

Bezieht alles auf sich, ist sehr betrübt. ⭘

Sucht die Schuld bei anderen. ⭘

Zieht sich zurück, versucht später einen neuen Anfang. ⭘

Frage 16: Wie reagiert Ihr Kind auf Erfolg?

Entspannt sich, freut sich. ⭘

Zeigt Stolz. ⭘

Genießt, lässt sich belohnen. ⭘

Frage 17: Wie reagiert Ihr Kind auf örtliche Veränderungen?
(z. B. neuer Wohnort, andere Schule)

Hat Heimweh, findet aber schnell Freunde. ⭘

Freut sich, Neues erkunden zu können. ⭘

Braucht Zeit, um sich einzufinden. ⭘

Auswertung des Fragebogens

Übertragen Sie Ihre Antworten für Ihr Kind in diesen Auswertungsbogen und errechnen Sie anschließend die Summe Ihres Kindes pro Reaktionstyp.

Frage	GELB	ROT	BLAU
1.			
2.			
3.			
4.			
5.			
6.			
7.			
8.			
9.			
10.			
11.			
12.			
13.			
14.			
15.			
16.			
17.			
Summe			

Analysieren Sie das Reaktionsprofil Ihres Kindes

Kopieren Sie das Profilschema auf Seite 53 und malen Sie die Kreise wie auf Seite 52 beschrieben aus, wenn Sie das Muster Ihres Kindes veranschaulichen möchten. Auch hier gilt wieder: Das Ergebnis für Ihr Kind zeigt seine derzeit stärkste Tendenz. Bei einem erneuten Ausfüllen des Fragebogens kann sich das Ergebnis eventuell leicht verändern. Dies gilt umso mehr, je jünger das Kind bei der ersten Ermittlung seines Reaktionsprofils ist.

Für ein besseres Miteinander

Nutzen Sie das Reaktionsprofil Ihres Kindes bzw. aller Familienmitglieder auch zur Verbesserung der Kommunikation innerhalb der Familie. Ermitteln Sie dazu für jedes Mitglied das Reaktionsprofil und malen Sie für jeden die Figuren von Seite 53 aus. Verbinden Sie dann die Kreise bei gleichen Antworten mit einer durchgezogenen, bei abweichenden Antworten mit einer durchbrochenen Linie.

Wer die Reaktionsprofile der Menschen seiner engsten Umgebung kennt, kann mit ihnen stressfreier umgehen.

Den anderen besser verstehen und akzeptieren

Das nebenstehende Beispiel für eine Mutter und ihren Sohn zeigt, bei welchen Fragen sie gleich schwingen (erkennbar an den durchgezogenen Linien), sich also gegenseitig verstehen und verstärken. Die durchbrochenen Linien zeigen, wo Mutter und Sohn gegensätzlich reagieren und in der Zukunft deshalb (mehr) Verständnis für ihre unterschiedlichen Reaktionen entwickeln müssen.

Die Tabelle »So bringen sich die Energien gegenseitig ins Gleichgewicht« in Kapitel 6 auf Seite 42/43 kann Ihnen dafür praktische Anregungen geben.

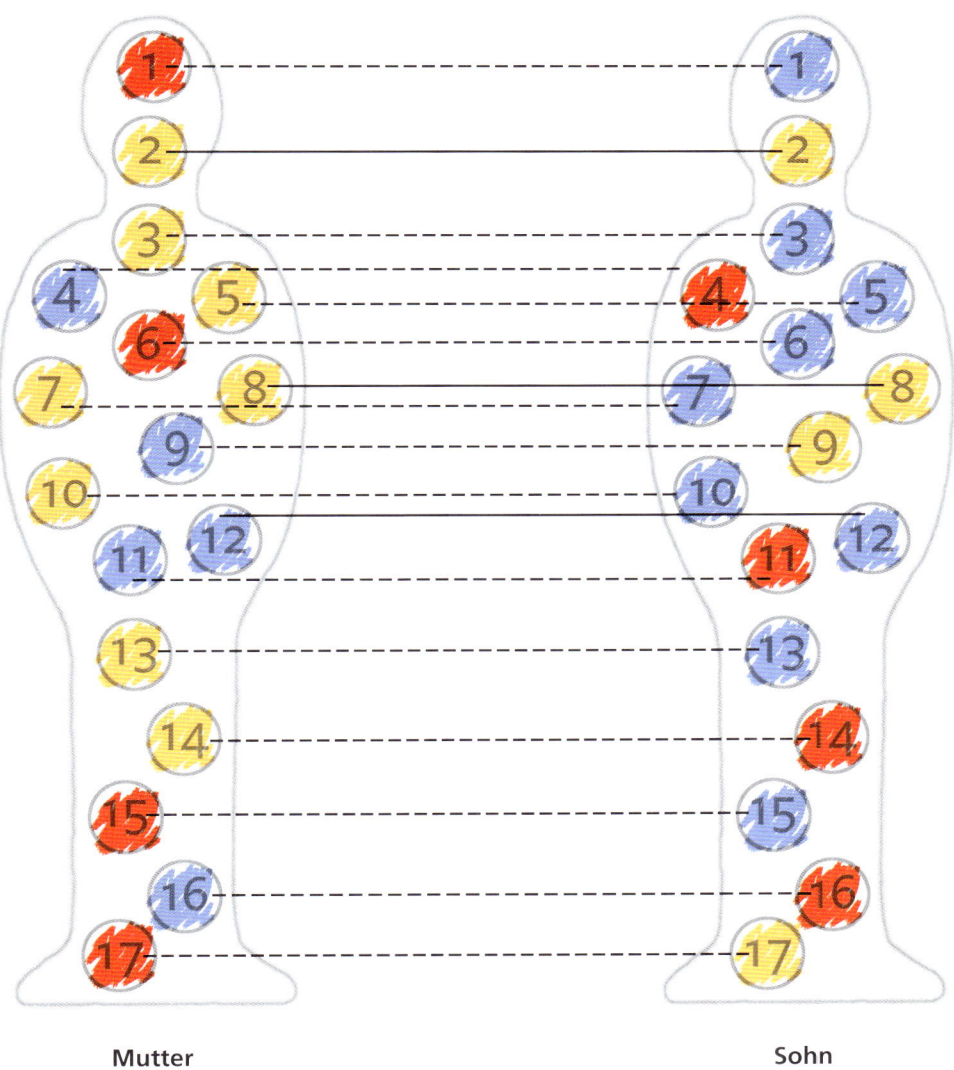

Mutter   Sohn

——————— Durchgezogene Linie = Harmonie
- - - - - - - - - - Durchbrochene Linie = Gegensatz

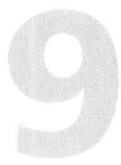

Grundharmonisierung mit Reharmony

In jahrzehntelanger Beschäftigung mit verschiedensten Typenlehren und den Verhaltensmustern der Bach-Blütentherapie habe ich bei den drei Reaktionstypen spezifische Bündelungen von Bach-Blütenkonzepten beobachtet, die sich in der heutigen Zeitqualität bei vielen Menschen immer wieder zeigen. Man könnte hier von kollektiven Reaktionsstrukturen sprechen.

Hinweise zu Anwendung und Bezug von Reharmony finden Sie auf Seite 116.

Dies inspirierte mich zur Komposition von sechs spezifischen Bach-Blütenformeln (GELB, ROT, BLAU sowie die Mischformen Orange, Violett, Grün), in denen je sechs bis zehn verschiedene Bach-Blütenenergien in einem harmonischen Akkord zusammenklingen. Diese Akkorde können mit den entsprechenden Reaktionsstrukturen harmonisierend in Resonanz treten und sie neu einstimmen – etwa so, wie zu Beginn eines Konzerts der Dirigent seine Orchestermusiker einstimmt.

Die energetische Basis zur Optimierung von Lebensprozessen

Kurmäßig über sechs Wochen eingenommen, bewirkt die spezifische Ausgewogenheit dieser Mischungen eine sanfte, sich selbst regulierende Grundharmonisierung der jeweiligen Reaktionsstruktur. So entsteht eine energetische Ausgangsbasis, auf der sich andere Lebensprozesse optimal entfalten können.

Die neuen Bach-Blütenimpulse führen aber auch zur allgemeinen Öffnung gegenüber der eigenen Wesensnatur. Man rückt sich selbst wieder ein Stück näher und fühlt sich wohler in seiner Haut.

Das Reharmony-Programm

Reaktionstyp GELB

Diese Bach-Blütenformel unterstützt die schnelle GELB-Energie darin, bei all ihrer Flexibilität und Wendigkeit
- besser in sich zentriert zu bleiben,
- geistig den Überblick zu behalten,
- in Ruhe zur Entscheidung zu finden
- und dabei den roten Faden nicht aus den Augen zu verlieren.

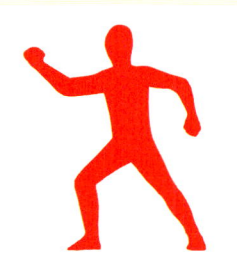

Reaktionstyp ROT

Diese Bach-Blütenformel unterstützt die willensstarke ROT-Energie darin, bei all ihrer Tatkraft und Tüchtigkeit
- im Denken und Handeln das rechte Maß zu finden,
- nur realistische Forderungen an sich selbst und andere zu stellen
- und herausfordernde Situationen weniger kämpferisch, sondern liebevoller anzugehen.

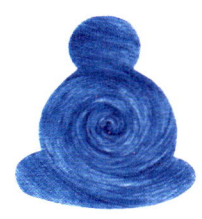

Reaktionstyp BLAU

Diese Bach-Blütenformel unterstützt die BLAU-Energie dabei, in ihrem angeborenen Hang zur Ruhe und Fried-fertigkeit
- innerlich beweglich und lebendig zu bleiben,
- Überholtes rascher loszulassen,
- sich neuen Herausforderungen bereitwilliger zu stellen
- und aktiver für die eigenen Interessen einzutreten.

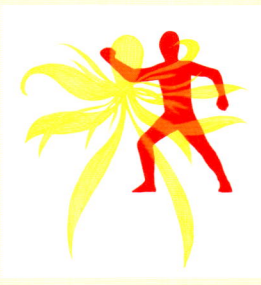

Reaktionstyp ORANGE

Diese Bach-Blütenformel unterstützt Menschen mit hoher Begeisterungsfähigkeit und kreativem Tatendrang,
- emotional und kräftemäßig in Balance zu bleiben,
- die innere Orientierung zu behalten,
- individuell einen goldenen Mittelweg anzustreben,
- sich besser abzugrenzen.

Die Reharmony-Formel Orange gilt nur, wenn die Reaktionsenergien GELB und ROT bei der Auswertung Ihres Fragebogens (Seite 72) etwa gleich stark vertreten sind.

Finden sich in einem Menschen GELB- und ROT-Energie etwa zu gleichen Teilen, kann sich die Dynamik dieser Energien potenzieren. Die Kerze brennt an beiden Enden. Dabei kann man sowohl ROT (zornig und ungeduldig) als auch GELB (wechselhaft und schwankend) reagieren und sich dadurch völlig verausgaben.

Besonders Kinder mit dieser Energiekombination neigen zu einem solchen Verausgaben. Da sie sehr empfindsam, aber zugleich auch stark emotional veranlagt sind, reagieren sie sensibel auf Spannungen im familiären Umfeld. Ihr Nervensystem ist sehr schnell überreizt.

Die Reharmony-Formel Orange zielt auf den Wiederaufbau der inneren Orientierung und der stärkeren Abgrenzung der eigenen Persönlichkeit.

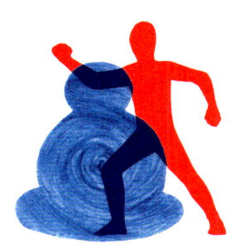

Reaktionstyp VIOLETT

Diese Bach-Blütenformel unterstützt Menschen bei ihrem erfolgreichen Führen und Lenken,

- einige Dinge lockerer zu sehen,
- ein Übermaß an Verantwortung abzugeben,
- nicht zu stur und selbstzufrieden zu reagieren,
- andere Menschen in ihrem Anderssein zu respektieren und zu würdigen,
- mehr Spontaneität und neue Herausforderungen im eigenen Leben zuzulassen.

Wenn die intensive ROT-Energie mit der »ökonomischen« Ausdauer der BLAU-Energie in etwa gleichen Teilen zusammenwirkt, kommt es sicher zu einem effizienten Ergebnis.

Dauererfolg kann jedoch selbstbezogen bis selbstgefällig machen. Es besteht die Gefahr, dass das gesamte Energiefeld dieser Menschen zu fixiert und ihre Haltung zu starr wird. Das fällt allerdings zunächst ihrer Umgebung auf. Die Betroffenen bemerken dies erst nach einer schweren Krise. Sie brauchen dann die aufgeschlossene und flexible Energie eines GELB-Typs.

Die Reharmony-Formel Violett zielt auf die Lockerung stark fixierter, einseitiger Reaktionsmuster in Zusammenhang mit Leistung und Erfolg.

Die Reharmony-Formel Violett gilt nur, wenn die Reaktionsenergien BLAU und ROT bei der Auswertung Ihres Fragebogens (Seite 72) etwa gleich stark vertreten sind.

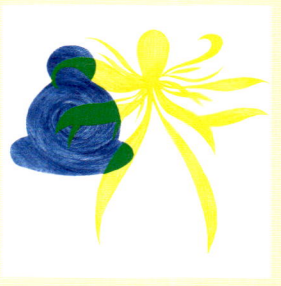

Reaktionstyp GRÜN

Diese Bach-Blütenformel unterstützt sensible Menschen mit ausgeprägtem Harmoniebedürfnis und Sicherheitsstreben dabei,

- ihre Empfindungen und Meinungen aktiv zu vertreten anstatt sich dem Druck von außen zu fügen,
- mehr von ihren eigenen Fantasien, Ideen und Vorstellungen in die Praxis umzusetzen,
- mehr Mut zur Verantwortung zu entwickeln (und sich dabei eventuell auch Unterstützung durch eine ROT-Energie dazuzuholen).

Die Reharmony-Formel Grün gilt nur, wenn die Reaktionsenergien BLAU und GELB bei der Auswertung Ihres Fragebogens (Seite 72) etwa gleich stark vertreten sind.

Kommen GELB- und BLAU-Energie zusammen, gleichen sie sich im harmonischen Zustand gut aus. Die Ruhe der BLAU-Energie balanciert die Schnelligkeit und Hektik der GELB-Energie aus.

Sind beide Energien disharmonisch, ist dieser gegenseitige Ausgleich nicht mehr möglich. Vielmehr driften je nach Umständen die Reaktionen immer mehr auseinander. Man reagiert z.B. in einer Entscheidungssituation einmal übereilt und dann wieder unverhältnismäßig zögerlich. Diese Gegensätzlichkeit wirkt auf das Umfeld irritierend. Man gilt als unberechenbar und kommt unter Umständen auch mit sich selbst immer weniger klar.

Die Reharmony-Formel Grün zielt auf den Ausgleich sehr gegensätzlicher Energien wie z.B. Initiativdrang und Rückzugstendenz oder Risikobereitschaft und Sicherheitsstreben, aber auch auf die Lockerung der daraus hervorgehenden chronischen Reaktionsmuster wie Resignation und Niedergeschlagenheit.

Wann ist eine Grundharmonisierung mit Reharmony besonders angezeigt?

Der Einsatz von Reharmony-Mischungen kommt dem Bedürfnis unserer Zeit nach Einfachheit entgegen. Besonders bewährt hat sich das Reharmony-Programm auf folgenden Anwendungsgebieten:

Als Vorbereitung auf eine Bach-Blütentherapie

Die Reharmony-Grundharmonisierung ist die ideale Vorbereitung auf eine klassische Bach-Blütentherapie, insbesondere wenn das Problem vielschichtig und schwer überschaubar ist. Nach der vier- bis sechswöchigen Grundharmonisierung ist der Gesprächspartner offener und geklärter. Die eigentliche Bach-Blütentherapie verläuft einfacher, weil die verschiedenen Problempunkte sich jetzt besser herauskristallisieren.

Als Alternative zum Dauergebrauch von Rescue

Eine Reharmony-Kur ist aber auch sehr sinnvoll für Menschen, die bisher keine individuelle Bach-Blütenmischung nehmen, aber doch seelisch etwas für sich tun wollen und deshalb sehr häufig Rescue einnehmen. (Rescue wurde von Bach nicht als Seelentropfen zum unspezifischen Dauergebrauch, sondern zur Anwendung in besonderen Situationen konzipiert. Siehe zu Rescue auch Seite 114f.)

Zur Vorbeugung gegen Stress

Empfehlen kann man die Reharmony-Kur auch als zeitlich begrenzte Präventionsmaßnahme gegen Stress und Burnout. Denn durch Harmonisierung der eigenen seelischen Ressourcen wird das Immunsystem von der seelischen Seite her gestärkt. Dies ist besonders wichtig in Zeiten starker psychischer und/oder körperlicher Anstrengung, wenn eine absehbare Stressperiode bevorsteht oder wenn man sich davon erholen möchte.

Stress blockiert die Fähigkeit zur Regeneration.

Zur seelischen Unterstützung anderer Therapien

Wie eine klassische Bach-Blütentherapie überhaupt, ist auch die Anwendung von Reharmony empfehlenswert, wenn man die Wirkung anderer Therapiemaßnahmen unterstützen und optimieren möchte, seien sie naturheilkundlicher oder allopathischer, physiotherapeutischer oder psychotherapeutischer Art.

Als motivierende Begleitung von Reha und Kur

Besonders positiv sind die Erfahrungen mit Reharmony als Motivationshilfe und seelische Unterstützung bei Reha-Maßnahmen und Kuren aller Art, z. B. zur Begleitung von Ausleitungstherapien und Entschlackungskuren.

Reharmony bei Kindern

Wie oft bemüht sich eine Mutter, in schwierigen Situationen für ein Kind oder andere Familienmitglieder eine passende Bach-Blütenmischung zusammenzustellen? Und wie häufig ist der Erfolg nicht durchschlagend, weil sie ja selbst Teil des Familiensystems ist und nicht genügend Abstand zum Problem hat – und auch nicht haben kann? In diesen Situationen neigt man als Mutter häufig dazu, für ein Kind Bach-Blüten auszuwählen, deren Potenzial man sich für das Kind wünscht, beispielsweise mehr Selbstwertgefühl (Larch). Man bemerkt vielleicht nicht, was ihm wirklich fehlt, z. B. ganz persönliche Zuwendung (Heather) oder ausreichende Erholungsphasen (Olive).

Zur Bestimmung des Reaktionsprofils Ihres Kindes verwenden Sie den Fragebogen ab Seite 54.

Einfach und effektiv

Die Ermittlung der passenden Reharmony-Mischung ist nicht nur wesentlich einfacher, sondern reicht in vielen Fällen auch aus, um das seelische Gleichgewicht des Kindes wiederherzustellen. Denn die richtige Reharmony-Mischung stärkt ja die energetische Basis des Kindes und verhilft ihm dazu, seine seelischen Kräfte und Anlagen wieder frei zu entfalten.

Aufgrund ihrer hohen Sensitivität reagieren Kinder bekanntlich auf Bach-Blütenmischungen seismografisch genau. Das trifft auch für die Reharmony-Formeln zu. Die Kinder sagen eindeutig, ob sie die entsprechende Reharmony-Mischung brauchen, ob sie sie durchgehend nehmen wollen oder unregelmäßig nach Bedarf. Sie lehnen eine weitere Einnahme entschieden ab, sobald die Reharmonisierung erreicht ist.

Gerade bei Kindern ist das Reharmony-Programm eine ebenso wertvolle wie leicht zu handhabende Hilfestellung.

Wann Reharmony, wann eine klassische Bach-Blütenmischung?

Reharmony, nehmen Sie, wenn …

- … Sie eine seelische Auffrischung brauchen
- … Sie sich seelisch unterstützen, aber keine Probleme wälzen möchten
- … Sie sich seelisch wohler fühlen und die persönlichen Seelenpotenziale optimaler nutzen möchten

Eine klassische Blütenmischung nehmen Sie, wenn …

- … Sie gezielte Erkenntnisprozesse zur Klärung einer aktuellen Belastungssituation herbeiführen möchten
- … Sie ein persönliches Problem, das sich als Stolperstein in Ihrer eigenen Entwicklung immer wieder bemerkbar macht, wieder akut wird und jetzt endlich gelöst werden sollte

Beispiel Grundharmonisierung

Eine vielreisende Journalistin möchte nach einer anstrengenden Tour im Frühjahr etwas für Körper, Geist und Seele tun und bucht eine Entschlackungswoche. Zur Unterstützung und Auffrischung der eigenen seelischen Ressourcen nimmt sie typgerecht Reharmony GELB ein.

Beispiel individuelles Problem

Wenige Zeit nach der Kur trifft sie einen alten Freund wieder, von dem sie einmal sehr enttäuscht worden war (Honeysuckle, Willow). Aufgrund dieser Erfahrung reagiert sie heute im Umgang mit Männern sehr zurückhaltend. Der Freund macht neue Annäherungsversuche, und die Frau gerät in Gefühlsturbulenzen (Holly). Sie ist skeptisch und schwankt, ob sie sich auf den Mann nochmal einlassen soll. Ihr Gefühl sagt Ja, ihr Verstand Nein (Scleranthus, Gentian, Cerato).

Das Reharmony-Programm ersetzt keine klassische Bach-Blütentherapie.

In dieser Situation unterstützen die genannten Bach-Blüten in einer Mischung eingenommen die Frau darin, sich über ihre Gefühle und Ziele besser klar zu werden, die eigene starke Zurückhaltung zu hinterfragen und den längst fälligen Entwicklungsschritt zu machen.

Reaktionen auf Reharmony

Die Reharmony-Mischungen werden seit drei Jahren in verschiedenen Beratungspraxen und therapeutischen Einrichtungen eingesetzt. Im Folgenden finden Sie einige typische Aussagen nach Abschluss einer Reharmony-Kur.

- **Yogalehrerin,** 52, Rosenheim: »Ich bin nicht mehr so hibbelig. Konnte besser eine Aufgabe nach der anderen erledigen und im Kontakt mit Menschen irgendwie etwas näher herankommen, verbindlicher reagieren. Vorher hatte ich oft das Gefühl, nur durch eine Schutzwand kommunizieren zu können. Ich fühle mich innerlich ruhiger, stabiler und sicherer als vor der Kur. Ich fühle mich auch lebendiger und frischer.« (Nach Reharmony GELB)

- **Ernährungsberaterin,** 35, Bad Tölz:»Wenn ich morgens die Mischung einnehme, habe ich ein besseres Gefühl, die anstehenden Themen und Probleme des Tages meistern zu können. Ich werde ruhiger, bin meist nicht mehr so leicht auf die Palme zu bringen.« (Nach Reharmony Orange)

• **Kaufmännische Angestellte,** 44, Bremen:»Normalerweise ist es so, wenn ich eine neue Stelle antrete: Ich bin voller Begeisterung und Tatendrang und dann enttäuscht, wenn alles nicht so schnell vorangeht, wie ich es mir wünschen würde. Ich neige dann häufig dazu, zu viel zu tun, obwohl das oft gar nicht nötig ist. Nach etwa zweiwöchiger Einnahme von Reharmony merkte ich, dass ich mit dieser Situation anders umgehe. Ich mache wirklich nur das, was im Moment gerade wichtig ist, und konzentriere mich auf das Wesentliche – nicht mehr und nicht weniger. Ich bin ruhiger und weniger enttäuscht, wenn alles anders läuft und langsamer geht, als ich es mir vorstelle.« (Nach Reharmony Grün)

• **Heilpraktikerin,** 62, Köln: »Das Reharmony-Programm ist ein wunderbares Instrumentarium, um bei Menschen sanfte Schritte in Richtung Bewusstwerdung und Selbsterkenntnis zu fördern, ohne dass man Sorgen haben muss, dass die Wucht des Erkannten untragbar wird und deshalb zu noch mehr Verschlossenheit und Widerstand führt.«

Berichten Sie uns gern über Ihre Erfahrungen mit Reharmony!

Berichten Sie uns bitte über Ihre Erfahrungen mit Reharmony; gern machen wir sie in unserem Newsletter auch anderen Interessenten zugänglich. Unsere Adresse finden Sie im Anhang auf Seite 123.

So ermitteln Sie Ihre aktuelle Reharmony-Mischung

Schritt 1

Übertragen Sie Ihre Summen für GELB, ROT und BLAU aus der Auswertung des Fragebogens (siehe Seite 51 bzw. 59).

	GELB	ROT	BLAU
Beispiel	8	3	6

Die nebenstehende Anleitung zur Ermittlung der Reharmony-Mischung wird auf Grundlage der Fragebögen in den Kapiteln 7 (für Erwachsene; siehe Seite 46) bzw. 8 (für Kinder; siehe Seite 54) angewendet.

Ihre Summe

GELB	ROT	BLAU
( )	( )	( )

Schritt 2

Ziehen Sie Ihre niedrigste Zahl von jeder Ihrer Summen ab.

Die niedrigste Zahl ist die 3. Daraus ergibt sich Folgendes:

	GELB	ROT	BLAU
Beispiel	8−3=5	3−3=0	6−3=3

Ihre Zahlen

GELB	ROT	BLAU
( )	( )	( )

Schritt 3

Eine der Zahlen ist durch den Rechenweg in Schritt 2 immer 0 – egal, welche Ausgangssummen Sie haben. Jetzt ziehen Sie die kleinere Ihrer beiden anderen Zahlen von der größeren ab. Auch 2 gleiche Zahlen ziehen Sie voneinander ab.

Beispiel   5−3=2

Ihre Zahl   ( )

Schritt 4

Das weitere Vorgehen richtet sich danach, ob Ihre in Schritt 3 ermittelte Zahl größer als 1 oder ob sie 1 bzw. 0 ist.

Wenn die Zahl größer als 1 ist In diesem Fall zeigt die Spalte mit der höchsten Zahl die passende Reharmony-Mischung an.

	GELB	ROT	BLAU
Beispiel	5	0	3

Die höchste Zahl ist die 5; also ist GELB die richtige Mischung.

Ihre Zahlen

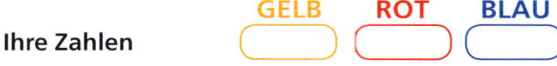

Wenn die Zahl 1 oder 0 ist In diesem Fall nehmen Sie Ihre Zahlen aus Schritt 2; die Spalten mit den beiden Ziffern, die größer als 0 sind, zeigen die passende Reharmony-Kombination an. Dabei gilt (wie in der Farbenlehre):

GELB	+	ROT	=	ORANGE
ROT	+	BLAU	=	VIOLETT
GELB	+	BLAU	=	GRÜN

	GELB	ROT	BLAU
Beispiel	6	5	0

Aus den Spalten können Sie GELB und ROT ablesen; das ergibt also Orange als passende Reharmony-Mischung.

Ihre Zahlen aus Schritt 2

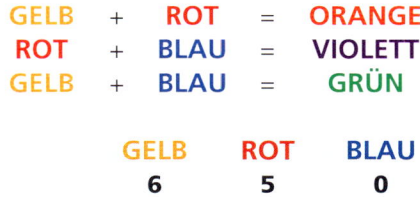

Ihre Reharmony-Mischung

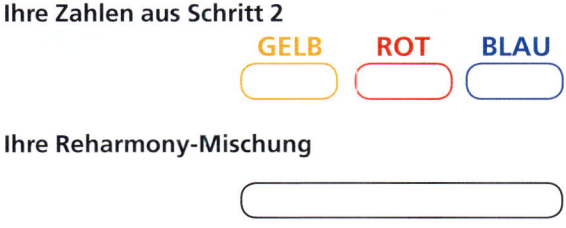

Falls Sie sich anstatt zur ermitte ten Formel mehr zu einer anderen Formel hingezogen fühlen, lesen Sie weiter im Anhang auf Seite 116.

10 Reaktionsenergien und Bach-Blütenmuster

Dieses Kapitel bietet für Einsteiger eine Kurzzusammenfassung der Hauptsymptome für die 38 Bach-Blüten und für das Notfallmittel Rescue. Darüber hinaus zeigen Beispiele auf, in welchen typischen Situationen die Reaktionstypen GELB, ROT und BLAU die einzelnen Bach-Blütenmuster benötigen können. Hinweise auf Situationen, in denen die 38 Bach-Blüten in individuellen Mischungen für Kinder angezeigt sind, ergänzen die jeweiligen Blütenporträts.

Keinesfalls lassen sich die einzelnen Bach-Blüten jeweils nur einem der drei Reaktionstypen zuordnen.

Zwar lässt sich in der Praxis feststellen, dass sich bestimmte Bach-Blüten-typische Verhaltensmuster bei einzelnen Reaktionstypen häufiger wiederfinden als bei anderen, z. B. Holly bei ROT, Scleranthus bei GELB und Centaury bei BLAU. Aber keinesfalls lassen sich einzelne oder mehrere der 38 Bach-Blütenmuster jeweils nur einem der drei Reaktionstypen zuordnen. Wie die Beispiele zeigen, nutzt jeder Reaktionstyp diese Muster in unterschiedlicher Weise.

Anregungen für jeden Reaktionstyp

Vermutlich werden Sie sich in dem einem oder anderen Beispiel selbst wiedererkennen, vielleicht auch einige für Sie typische charakteristische Bach-Blütenmuster entdecken. Das bedeutet noch nicht, dass Sie diese Bach-Blüten jetzt akut brauchen. Aber die besondere Art, in der die Blütenmuster in diesem Buch beschrieben sind, kann Ihnen helfen zu erkennen, in welcher Situation Sie als GELB-, ROT- oder BLAU-Typ gerade von dieser Blüte profitieren könnten, und es ihnen dadurch erleichtern, im konkreten Fall rasch und zielgerichtet zu Ihrer individuellen Bach-Blütenmischung zu finden.

Für die endgültige Zusammenstellung einer individuellen, situationsbezogenen Bach-Blütenmischung ist dieses Kapitel nicht gedacht. Dafür sind ein tieferes Studium der 38 Bach-Blütenbilder und eine differenziertere Fragestellung erforderlich.

Für diesen Zweck verweise ich auf den Internet-Fragebogen mit 38 Fragen zur Selbstbestimmung einer Mischung unter www.bach-bluetentherapie.com und auf die im Anhang genannte vertiefende Literatur zur Original Bach-Blütentherapie (siehe Seite 119ff.).

Ein neuer Zugang für die Beratung

Wer die Bach-Blüten schon kennt und vielleicht sogar in der Praxis klassisch beratend mit ihnen arbeitet, kann diese Zusammenstellung jedoch zusätzlich, gewissermaßen als Inspirationsquelle, zur Hand nehmen. Denn diese neue Betrachtungsperspektive enthält Aspekte, die in den klassischen Beschreibungen der Bach-Blüten so nicht im Vordergrund stehen. Das kann die Diagnose sehr bereichern und eventuell zur Anwendung von Bach-Blüten führen, an die man normalerweise nie gedacht hätte.

Der Zugang über die Reaktionstypen eröffnet dem erfahrenen Anwender eine neue Perspektive in der Beratung.

Wie unterscheiden sich Reaktionstypen und Bach-Blütenpotenziale?

Der Reaktionstyp ist angeboren und im Prinzip nicht zu verändern. Er ist unser mitgebrachtes Reaktionskapital – ein Vermögen, mit dem wir gut haushalten müssen.

Die Bach-Blütenpotenziale wie Ausdauer, Tapferkeit oder Selbstbewusstsein sind zu jeder Zeit gezielt veränderbar. Durch Einsicht und Willensentscheidung lassen sie sich weiter entfalten. Sie sind unser seelisches Entwicklungskapital, das wir vermehren können.

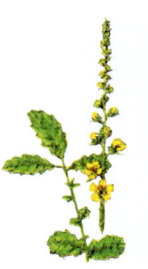

1   Agrimony – die Ehrlichkeitsblüte

Schlüsselsymptome

Quälende Gedanken und innere Unruhe sollen hinter einer Fassade von Fröhlichkeit und Sorglosigkeit verborgen werden.

Agrimony ist z. B. angezeigt,

Von der Schein-
harmonie …
… zum inneren
Frieden

● … wenn in einer Stresssituation ein GELB-Typ den Überblick verliert, fahrig und nervös wird, sich dies aber nicht anmerken lassen will. Er überspielt dies häufig, indem er z. B. besonders viel redet oder immer wieder neue Vorschläge macht.

● … wenn ein ROT-Typ bei beruflichen Rückschlägen oder Niederlagen im Konkurrenzkampf sein Gesicht bewahren will und betont souverän auftritt.

● … wenn Menschen in starker BLAU-Reaktion ihre Sensibilität überspielen. Wenn sie sich nicht anmerken lassen wollen, wie nahe ihnen etwas geht, sondern ihren Trost in Essen oder Schlafen suchen.

Bei Kindern empfiehlt sich Agrimony,

… wenn ein Kind in einer Trennungssituation der Eltern ungewöhnlich brav und vernünftig reagiert.

… wenn ein Kind in einer schwierigen Situation seine Sorgen nicht zum Ausdruck bringt, sondern stattdessen herumkaspert, z. B. auf seine schlechte Klassenarbeit angesprochen einen Witz erzählt.

2 Aspen – die Ahnungsblüte

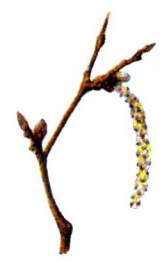

Schlüsselsymptome

Unerklärliche, vage Ängstlichkeiten; Vorahnungen, geheime
Furcht vor einem drohenden Unheil.

Aspen ist z. B. angezeigt,

🟡 …wenn man jemanden kennenlernt, der zunächst sympathisch wirkt, dem näheren Kontakt aber ausweicht, weil einem die Person unheimlich ist – ohne dass man sagen könnte, warum. Bei GELB-Typen ist dies aufgrund ihrer lebhaften Fantasie eine häufige Reaktion.

🔴 …wenn man bei der Durchführung eines Projekts plötzlich mit Gerüchten konfrontiert wird, denen man nicht auf den Grund gehen kann, und dann ratlos reagiert. Diese Reaktion ist besonders typisch bei ROT. Aufgrund seines Naturells würde dieser Typ am liebsten »den Stier bei den Hörnern packen«. Wo das nicht möglich ist, reagiert er beunruhigt.

🔵 …wenn man z. B. bei Katastrophenmeldungen in der Presse zu düsteren Vorahnungen neigt, die eine vorhandene melancholische Tendenz verstärken. Das innerlich zarte BLAU-Naturell ist besonders empfänglich für Stimmungen aller Art und kommt häufiger einmal in einen Aspen-Zustand.

Bei Kindern empfiehlt sich Aspen,

…wenn sie ohne Licht nicht einschlafen können und sich vor »Monstern« fürchten.

… wenn sie scheinbar grundlos extrem ängstlich oder ablehnend auf fremde Menschen reagieren.

Von dunkler Vorahnung …
… zu bewusster Sensibilität

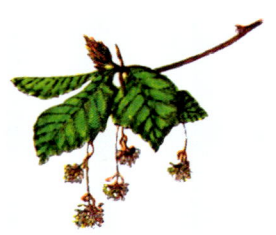

3 Beech – die Toleranzblüte

Schlüsselsymptome

Kritiksucht; Vorurteile, Intoleranz; man verurteilt andere ohne Einfühlungsvermögen oder enthält sich jeder – auch angebrachter – Kritik.

Vom Besserwissen ...
... zum besseren
Verstehen

Beech ist z. B. angezeigt,

🔴 ... wenn man die Leistungen von anderen oder sich selbst zu gnadenlos kritisiert. Aufgrund seines hohen Anspruchs an Perfektion findet sich diese Reaktion häufig bei ROT.

🔵 ... wenn BLAU lernen muss, Fakten genauer zu betrachten, davon ausgehend seine Kritikfähigkeit zu entwickeln – und auch lernen muss, sich der Kritik durch andere im Gespräch zu stellen.

🟠 ... wenn das kritische Urteil von GELB zu schwach ist, weil es sich ungern länger mit etwas beschäftigt. Beech kann hier die Urteilsfähigkeit stärken.

Bei Kindern empfiehlt sich Beech,

... wenn ein Kind, das man korrigiert, weil es etwas falsch gemacht hat, herumalbert und versucht abzulenken.

... wenn ein Kind dazu neigt, andere Kinder sehr schnell »doof« zu finden. Niemand kann es ihm recht machen. Wenn Geschenke nicht so ausfallen, wie es das erwartet hat, sagt es dies deutlich. Wenn andere Kinder etwas falsch machen, muss es diese belehren, wie sie es besser machen sollten.

4 Centaury – die Blüte des Dienens

Schlüsselsymptome

Schwäche des eigenen Willens; Überreaktion auf die Wünsche anderer; man kann nicht Nein sagen.

Centaury ist z. B. angezeigt,

🟡 …wenn man in seiner Flexibilität und Kooperationsbereitschaft zu weit geht und dabei die eigenen Interessen aus den Augen verliert. Aufgrund seiner Flexibilität fehlt GELB häufig der Blick für das Eigene.

Vom passiven Dienen …
… zum aktiven Dienen

🔵 …wenn man sich aus Gutmütigkeit oder Bequemlichkeit von anderen Menschen zu viel aufladen lässt. Dieses Verhalten ist bei BLAU häufig.

🔴 …wenn ein ROT-Typ – der im Allgemeinen sehr gut weiß, was er will, und gut Nein sagen kann – freiwillig auf seinen eigenen Willen verzichtet, z. B. eine lang ersehnte Reise absagt, um seine kranke Mutter zu pflegen. Centaury würde es ihm erleichtern, sich angemessen um die Mutter zu kümmern.

Bei Kindern empfiehlt sich Centaury,

…wenn sich ein Kind leicht von seinen Freunden ausnutzen lässt und nie Nein sagt. Es gibt scheinbar willig sein Spielzeug ab, lässt andere abschreiben und leiht seine Sachen aus, wenn andere sie haben wollen. Dies führt oft dazu, dass es dann von stärkeren Kindern gehänselt und nicht in Ruhe gelassen wird.

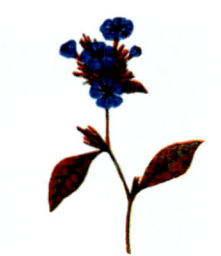

5   Cerato – die Intuitionsblüte

Schlüsselsymptome

Mangelndes Vertrauen in die eigene Intuition.

Cerato ist z. B. angezeigt,

🟠 … wenn man sich zu einem Thema immer wieder neue Informationen einholt, weil man die bisherigen Informationen und Entscheidungen dauernd hinterfragt. Das ist häufig bei GELB der Fall, weil es besonders intellektuell reagiert und entsprechend oft zu einseitig versucht, über das Denken zu einer Lösung zu kommen. Die Stimme der Intuition wird durch Cerato gestärkt und kann sich mehr Gehör verschaffen.

Von Urteilsschwäche … … zu innerer Gewissheit

🔴 … wenn ein ROT-Typ in einer Angelegenheit ungewöhnlich impulsiv entschieden hat und sich später fragt, ob das wirklich so richtig ist.

🔵 … wenn man völlig verunsichert ist, weil etwas, mit dem man immer Erfolg hatte, plötzlich nicht mehr funktioniert, z. B. wenn bei der Organisation eines Festes der bewährte Ablauf plötzlich als langweilig kritisiert wird. Besonders betrifft das den BLAU-Typ: Ihm fällt auf Anhieb nichts anderes ein – und ihm fehlt auch die Initiative, nach neuen Möglichkeiten zu suchen.

Bei Kindern empfiehlt sich Cerato,

… wenn das Kind immer wieder seine Mutter oder andere z. B. fragt: Was soll ich jetzt spielen? Wie soll ich das machen? Was soll ich anziehen? Selbst wenn es sich dann zu etwas durchgerungen hat, zweifelt es anschließend wieder, ob das so richtig ist. Um ganz sicherzugehen, macht es schließlich das, was die meisten anderen auch machen.

6   Cherry Plum – die Gelassenheitsblüte

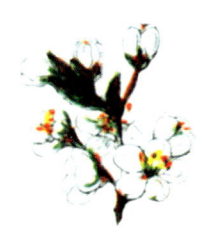

Schlüsselsymptome

Angst davor, innerlich loszulassen; Angst vor seelischen Kurz-schlusshandlungen; unbeherrschte Temperamentsausbrüche.

Cherry Plum ist z. B. angezeigt,

● …wenn man aus der Haut fahren möchte, aber die Situa-tion es nicht zulässt, z. B. wenn ROT sich in einer Besprechung durch die Argumente und Bedenken anderer in seinem Ehr-geiz, ein Projekt durchzuziehen, gebremst fühlt, die anderen aber für seine Ideen gewinnen möchte.

Vom inneren Druck …
… zur Entspannung

● …wenn besonders GELB wider Willen in eine emotionsge-ladene Auseinandersetzung hineingezogen wird, der es sich nicht entziehen kann.

● …wenn BLAU über eine lange Zeit vielen gefühlsgeladenen Situationen ausgesetzt war – z. B. einem »chronischen« Famili-enstreit – und sich dadurch zunehmend belastet fühlt.

Bei Kindern empfiehlt sich Cherry Plum,

…wenn sie für spontane Gefühlsäußerungen, wie laut zu sein, herumzutoben, wütend zu sein, immer wieder getadelt werden.

…wenn sie so unter Stress stehen, dass sie bei jeder Kleinigkeit einen Wutausbruch bekommen.

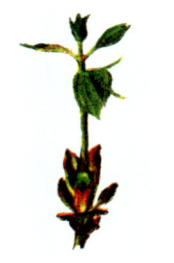

7 Chestnut Bud – die Lernblüte

Schlüsselsymptome

Immer wieder passieren einem die gleichen Fehler, weil man seine Erfahrungen nicht wirklich verarbeitet und nicht genug daraus lernt.

Vom Leichtsinn ...
... zur Erfahrung

Chestnut Bud ist z. B. angezeigt,

● ... wenn man aus Nervosität immer wieder die gleichen Flüchtigkeitsfehler macht, was besonders GELB häufiger passiert.

● ... wenn man aus Naivität immer wieder auf die gleichen Versprechungen hereinfällt. Bei BLAU ist dies oft der Fall.

● ... wenn man an einer gewohnten Erfolgsstrategie, die aber jetzt nicht mehr zielführend ist, krampfhaft festhält. Besonders ROT versucht diese Strategie immer wieder durchzusetzen, ohne sich zu fragen, was eigentlich sinnvoll wäre, um zum Erfolg zu kommen.

Bei Kindern empfiehlt sich Chestnut Bud,

... wenn ein Kind beim Lernen oder im sportlichen Wettkampf mit anderen immer wieder an der gleichen Stelle denselben Fehler macht, z. B. immer wieder an derselben Hürde scheitert.

... wenn sie scheinbar sorglos und leichtsinnig mit ihren Sachen umgehen, den Ranzen in der Schule vergessen und von den Sportsachen nur die Hälfte wieder mit nach Hause bringen.

8 Chicory – die Beziehungsblüte

Schlüsselsymptome

Besitzergreifende Gefühlsansprüche; Neigung, sich einzu-
mischen und zu manipulieren; man fühlt sich zu wenig an-
erkannt und geliebt.

Chicory ist z. B. angezeigt,

● … wenn man viel für jemanden getan hat, was bei BLAU
häufig vorkommt, und feststellen muss, dass es nicht gewürdigt wird.

● … wenn man immer wieder Probleme mit Mütterlichkeit
und Fürsorglichkeit hat, sei es, dass die Fürsorglichkeit anderer
nervt oder sei es, dass andere einem mangelnde Mütterlichkeit
vorwerfen. Hiervon ist GELB öfter betroffen.

● … wenn man sich, wie es der ROT-Typ häufiger tut, in tak-
tische Erwägungen verstrickt, wie man seine Vorstellungen am
besten wem verkaufen kann.

Von der fordernden
Liebe …
… zur gelassenen
Liebe

Bei Kindern empfiehlt sich Chicory,

… wenn ein Kind etwas durchsetzen oder bekommen möchte
– und das mit allen Tricks: Beispielsweise weint es, schmeichelt,
ist besonders brav.

… wenn ein Kind alles tut, um Mamas oder Papas Liebling zu
sein, und empfindlich und beleidigt reagiert, wenn auch die
anderen mal an der Reihe sind.

… wenn besonders Mädchen gern die Große spielen und dazu
neigen, ihre Freundinnen richtiggehend zu bemuttern.

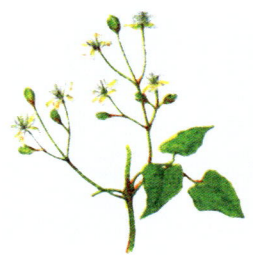

9 Clematis – die Realitätsblüte

Schlüsselsymptome

Tagträumer; mit den Gedanken immer ganz woanders; zeigt wenig Aufmerksamkeit für das, was um ihn herum vorgeht.

Clematis ist z. B. angezeigt,

Von der Realitäts-flucht …
… zur Realitäts-gestaltung

● … wenn man einen Konflikt dadurch bewältigen will, dass man sich eine angenehme Lösung vorstellt, aber sie in der Realität nicht in Angriff nimmt. BLAU ist hierfür anfällig.

● … wenn man sich ein Projekt wie einen Hausbau, das man zurzeit nicht realisieren kann, gedanklich immer weiter ausmalt und dadurch aktuelle Aufgaben vernachlässigt. Beim ROT-Typ, für den es besonders wichtig ist, seine Vorhaben weiterzuverfolgen, findet sich dieses Verhalten häufiger.

● … wenn man als GELB-Typ mit niemandem über seine Ideen reden kann. Im Kopf diskutiert und malt man diese Ideen weiter aus, doch diese Kommunikation fehlt im Außen.

Bei Kindern empfiehlt sich Clematis,

… wenn sie zu viel in Fantasiewelten z. B. von Computerspielen unterwegs sind.

… wenn sie in der Schule zusammenzucken, wenn sie aufgerufen werden, als seien sie gedanklich weit weg gewesen. Die gestellte Frage können sie nicht beantworten, aber das macht ihnen nicht besonders viel aus.

… wenn sich ein Kind nach der Trennung der Eltern in seiner Fantasie so realistisch ausmalt, dass die Eltern wieder zusammenkommen, dass es schließlich anderen erzählt, es sei so.

10 Crab Apple – die Reinigungsblüte

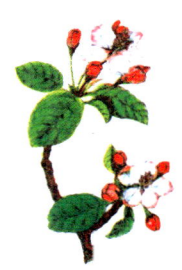

Schlüsselsymptome

Fühlt sich innerlich oder äußerlich beschmutzt, unrein oder infiziert; übertriebener Ordnungssinn.

Crab Apple ist z. B. angezeigt,

🔵 … wenn man sich quasi wie ein übervoller Müllsack fühlt, weil sich zu viel angesammelt hat, was man nicht verdauen konnte: Gespräche, Eindrücke, falsches Essen. Oft geht damit das Bedürfnis nach einer Fastenkur oder nach Reinigung einher. Häufig sind BLAU-Typen davon betroffen.

Vom Ordnungs-
drang …
… zur inneren Ord-
nung

🔴 … wenn man sich aufgrund seiner Neigung zur Perfektion zu sehr im Detail verliert und dadurch den Gesamtablauf eines Projekts – z. B. eines Umzugs – behindert. Typisch ist dieses Verhalten bei ROT.

🟠 … wenn bei GELB der Überblick verloren geht und ein gedankliches Chaos entsteht, dem die ordnende Struktur fehlt – obwohl GELB eigentlich keine Probleme hat, sich an neue Gegebenheiten anzupassen und flexibel darauf zu reagieren. Kleinigkeiten werden dann übermäßig wichtig und blockieren den klaren Blick.

Bei Kindern empfiehlt sich Crab Apple,

… wenn sie schon von klein auf auffallend ordentlich und genau sind, sie sehr gern aufräumen und es überhaupt nicht vertragen, wenn diese Ordnung von anderen gestört wird.

… wenn für ein Kind aus jeder Kleinigkeit ein Problem wird – wenn z. B. ein Teenager wegen eines über Nacht entstandenen Pickels am liebsten das Haus nicht verlassen möchte.

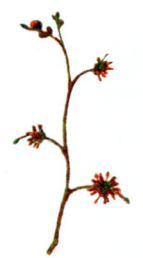

11 Elm – die Verantwortungsblüte

Schlüsselsymptome

Das vorübergehende Gefühl, seiner Aufgabe oder Verantwortung nicht gewachsen zu sein.

Elm ist z. B. angezeigt,

Vom Selbstwerteinbruch … ● … bei einem Selbstwerteinbruch, zu dem es kommt, wenn man sich aus Neugier auf viele reizvolle Aufgaben eingelassen hat, ohne die damit verbundene Verantwortung rechtzeitig zu erkennen. Oft trifft dies bei GELB-Typen zu.

… zur inneren Zuversicht ● … bei einem Selbstwerteinbruch, zu dem es kommt, wenn man sich zu viel Verantwortung hat aufbürden lassen – z. B. die Organisation einer Hochzeitsfeier in der Familie – und man merkt, dass man trotz allen Bemühens den damit verbundenen vielfältigen Aufgaben nicht nachkommen kann. Oft ist dies ein BLAU-Problem.

● … bei einem Selbstwerteinbruch, zu dem es kommt, wenn vor allem ROT sich in seinen verschiedenen Rollen zu viel zugemutet hat und z. B. als berufstätige, alleinerziehende Mutter immer wieder nach der Devise handelt: »Das schaffe ich auch noch!«

Bei Kindern empfiehlt sich Elm,

… wenn ein normalerweise guter Schüler, der schon viele sehr gute Klassenarbeiten geschrieben hat, bei einer Arbeit plötzlich ein Black-out hat und nichts mehr weiß. Oft hat er sich vorher zu stark unter Druck gesetzt. Jetzt glaubt er, nichts mehr zu können und ein schlechter Schüler zu sein.

12 Gentian – die Glaubensblüte

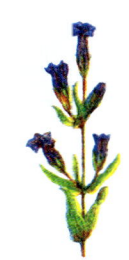

Schlüsselsymptome

Skeptisch, zweifelnd, pessimistisch, leicht entmutigt.

Gentian ist z. B. angezeigt,

🔴 …wenn man aufgrund schlechter Erfahrungen einem Projekt übermäßig skeptisch gegenübersteht und nur darauf wartet, dass wieder etwas nicht klappt. Häufiger kommt diese Haltung bei ROT vor.

Von der Skepsis …
… zum Vertrauen

🔵 …wenn man um Gottvertrauen ringt. Probleme mit Religions- und Glaubensfragen treten am häufigsten und am stärksten belastend bei BLAU-Typen auf.

🟠 …wenn sich GELB aus intellektueller Neugier zu einseitig mental mit weltanschaulichen Themen beschäftigt, dadurch die Anbindung an seine innere Stimme verliert und von Zweifeln und Pessimismus befallen wird.

Bei Kindern empfiehlt sich Gentian,

…wenn ein Kind immer das Negative erwartet: »Wenn wir morgen in den Zoo gehen wollen, ist der bestimmt geschlossen.« Oft übernehmen Kinder unbewusst die Neigung skeptischer Eltern, immer zuerst die Probleme zu sehen und (oft aus Zweckpessimismus) grundsätzlich davon auszugehen, dass etwas nicht klappt.

…wenn etwas Neues angegangen werden soll, wie z. B. Fahrrad fahren oder Schwimmen, und schon kleinste Rückschläge dazu führen, dass das Kind aufgibt, es gar nicht weiter versucht und lieber nicht Rad fahren oder schwimmen lernt.

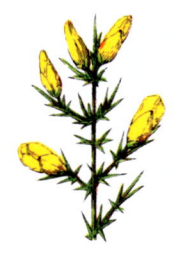

13 Gorse – die Hoffnungsblüte

Schlüsselsymptome

Hoffnungslos, resignierend, das Gefühl »Es hat doch keinen Zweck mehr« dominiert.

Gorse ist z. B. angezeigt,

Vom Aufgeben ...
... zum Weitermachen

🔴 … wenn man nach vielen mühevollen und ergebnislosen Anläufen innerlich müde geworden ist und das Gefühl hat, es bringt nichts mehr. Bei ROT betrifft das häufig den Bereich der Arbeit.

🟠 … wenn man sich aufgrund der Faktenlage keine Änderung der Situation mehr vorstellen kann – z. B. wegen eines Krankheitsbefunds. Da GELB häufiger als die anderen Reaktionstypen etwas nur in Gedanken vollzieht, versinkt er in einer solchen Situation in negativen Gedanken und verliert auf der Gefühlsebene die Hoffnung.

🔵 … wenn man mit chronisch kranken Menschen zu tun hat und sich von der Atmosphäre der Resignation zunehmend niederdrücken lässt. Der BLAU-Typ ist aufgrund seiner sozialen Veranlagung häufiger in diesen Situationen. Der Gorse-Zustand zeigt sich daran, dass man immer passiver und duldsamer wird und gleichzeitig innerlich resigniert.

Bei Kindern empfiehlt sich Gorse,

… wenn sie in belastenden Verhältnissen groß werden, denen sie nicht entkommen können, z. B., wenn Geldnot der Familie zu starken Einschränkungen und ständigen Sorgen führt oder wenn ein Elternteil dauerhaft schwer krank ist.

14 Heather – die Identitätsblüte

Schlüsselsymptome

Selbstbezogen, völlig mit sich beschäftigt, braucht ständig
Ansprache; »das bedürftige Kleinkind«.

Heather ist z. B. angezeigt,

● …wenn man gedanklich von seinen eigenen Angelegenheiten und Bedürfnissen so in Anspruch genommen ist, dass
man keine Antenne mehr für die Menschen seiner Umgebung
hat – ein besonders für GELB-Naturelle typisches Verhalten.

● …wenn man seine eigenen Bedürfnisse automatisch in
den Mittelpunkt stellt und sich alle Gespräche um die eigene
Person drehen. Dies lässt sich häufiger bei ROT beobachten.

● …wenn besonders BLAU bestimmte seelische Bedürfnisse
– z. B. verwöhnt zu werden – stärker erkennen und vertreten
müsste.

Vom bedürftigen
Kleinkind …
… zum verständnis-
vollen Erwachsenen

Bei Kindern empfiehlt sich Heather,

…wenn sie in einer Trennungssituation in ein Kleinkindverhalten
zurückfallen, ständig nach Mama schreien und sich nur beruhi-
gen, wenn die Mutter physisch anwesend ist und sie sie spüren.

…wenn sie unaufhörlich reden, sich bei allem, was die
Erwachsenen tun, dazwischendrängeln und nicht allein sein
können.

…wenn sie sehr ichbezogen wirken und wenig Anteilnahme
für andere Menschen oder ihre Haustiere zeigen.

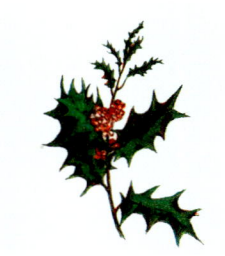

15 Holly – die Herzöffnungsblüte

Schlüsselsymptome

Ärger, Wut, Hass- und Neidgefühle, Eifersucht.

Holly ist z. B. angezeigt,

Von der Hartherzigkeit ...
... zur Großherzigkeit

● ... wenn man dazu neigt, auf die Leistungen anderer eifersüchtig zu reagieren. ROT zeigt häufiger dieses Verhalten.

● ... wenn man sich gefühlsmäßig angegriffen oder missverstanden fühlt und dadurch verletzt ist. Besonders bei BLAU kommt das vor.

● ... wenn ein GELB-Typ lernen muss, für die Intensität der Gefühle anderer Menschen mehr Verständnis aufzubringen – z. B. bei einem Beziehungsstreit.

Bei Kindern empfiehlt sich Holly,

... wenn ein Kind sehr jähzornig und aufbrausend reagiert, sobald ihm etwas verboten wird.

... wenn ein Kind oft äußerst liebevoll mit seinen Geschwistern umgeht, sie aber in anderen Momenten ärgert und piesackt, als wenn es sie am liebsten loswerden würde, ja zu hassen scheint.

... wenn ein Kind sehr böse wird, sobald die Mutter ihre Aufmerksamkeit einem anderen Kind oder dem Vater zuwendet.

16 Honeysuckle – die Vergangenheitsblüte

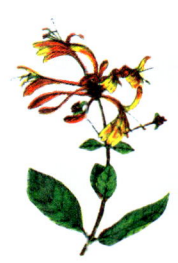

Schlüsselsymptome

Sehnsucht nach der Vergangenheit; Bedauern über Vergangenes; man lebt nicht in der Gegenwart.

Honeysuckle ist z. B. angezeigt,

🟡 …wenn sich ein GELB-Typ in seinem Denken zu sehr an den Maßstäben der Vergangenheit und an Traditionen orientiert. Aufgrund seiner Flexibilität ist dieses Muster bei diesem Typ aber eher selten.

Vom Damals …
… zum Jetzt

🔵 …wenn es schwerfällt, sich von Gegenständen, die man nicht mehr braucht, zu trennen. Wenn man am liebsten hätte, dass alles so bleibt, wie es ist. Beide Muster finden sich häufiger bei BLAU-Typen.

🔴 …wenn man z. B. über eine verflossene Liebe nicht hinwegkommt. Besonders für ROT-Typen haben Gefühlsbeziehungen großen Einfluss auf ihr Wohlbefinden.

Bei Kindern empfiehlt sich Honeysuckle,

…wenn Heimweh in jeder Form auftritt, z. B. wenn sich ein Kind nur schwer im Kindergarten eingewöhnt und dort viel weint oder wenn ein Kind zwar gern bei den Großeltern zu Besuch ist, wo es ihm gut geht, es trotzdem aber gleich wieder nach Hause will.

…wenn sie auch längere Zeit nach einer Trennung der Eltern z. B. zu Weihnachten oder an Geburtstagen immer wieder über vergangene Weihnachts- und Geburtstagsfeste sprechen.

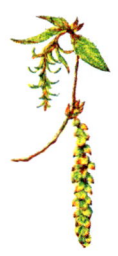

17 Hornbeam – die Spannkraftblüte

Schlüsselsymptome

Kopfmüdigkeit; seelische Erschlaffung als vorübergehender oder länger andauernder Zustand.

Hornbeam ist z. B. angezeigt,

Von seelischer Schlaffheit ...

... zu geistiger Frische

🔴 … wenn man zu einseitig und gleichförmig arbeitet, dadurch seinen natürlichen Arbeitsrhythmus unterdrückt und die Arbeitsmotivation immer mehr sinkt. Der ROT-Typ hat hierzu eine größere Neigung als die anderen Reaktionstypen – besonders wenn sein Ehrgeiz ihn antreibt, ein Projekt in einer bestimmten Zeit erledigen zu wollen.

🟠 … wenn man innerlich erschlafft, weil man nicht genug geistige Impulse und Anregungen hat. Besonders bei GELB sind solche Impulse wichtig.

🔵 … wenn man sich geistig und körperlich zu sehr gehen lässt und dadurch immer träger wird. BLAU neigt aufgrund seiner phlegmatischen Grundveranlagung am ehesten dazu.

Bei Kindern empfiehlt sich Hornbeam,

… wenn sie sich beklagen, dass immer alles das Gleiche ist und sie keine Lust dazu haben.

… wenn sie morgens nicht aus dem Bett kommen, sich lustlos auf den Weg in die Schule machen, sich nicht zu den Hausaufgaben aufraffen können, herumtrödeln, am liebsten gar nichts tun würden.

18 Impatiens – die Zeitblüte

Schlüsselsymptome

Ungeduldig; leicht gereizt; überschießende Reaktionen.

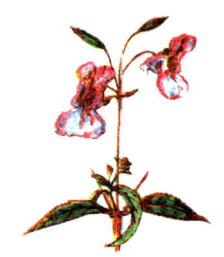

Impatiens ist z. B. angezeigt,

🔴 … wenn man nervös reagiert, weil die Kollegen langsamer arbeiten. Die Leidenschaftlichkeit und Fokussiertheit, mit der ROT Projekte angeht und durchzieht, führen häufig dazu, dass dieser Typ ungeduldig reagiert, wenn es ihm nicht schnell genug geht. Warten kann ROT nur schwer aushalten.

🟡 … wenn einem zu einer Sache so viel einfällt, dass man schneller denkt, als man sprechen kann, und andere den Gedankensprüngen im Gespräch nicht mehr folgen können. Häufiger ist das bei GELB der Fall.

🔵 … wenn besonders BLAU sich durch das schnellere Tempo von anderen Menschen – z. B. Kollegen – unter Druck gesetzt fühlt.

Von der Ungeduld …

… zur Geduld

Bei Kindern empfiehlt sich Impatiens,

… wenn sie nicht gut warten können, dauernd in Bewegung sind. Alles muss schnell gehen, sofort passieren. Sind Kinder im negativen Impatiens-Zustand überfordert, neigen sie zu Wutanfällen. Wenn sie etwas bedächtig machen sollen, fällt ihnen das sehr schwer, und sie verlieren sofort das Interesse.

… wenn sie unter der Ungeduld anderer leiden. Manche Kinder sind langsam und müssen lernen, damit umzugehen, dass andere darauf ungeduldig reagieren. Häufig leiden sie auch unbewusst unter dieser Ungeduld, können sich nicht dagegen abgrenzen und bei ihrem langsameren Tempo bleiben.

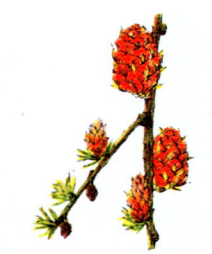

19 Larch – die Selbstvertrauensblüte

Schlüsselsymptome

Erwartung von Fehlschlägen durch Mangel an Selbstvertrauen; Minderwertigkeitsgefühle.

Larch ist z. B. angezeigt

Von der Selbst-
entwertung …
… zur Selbst-
entfaltung

● … bei Minderwertigkeitsgefühlen als Folge davon, dass man in einer Wettbewerbssituation sein Ziel nicht so perfekt erreicht hat, wie man es wollte. Dies ist häufiger bei ROT-Typen ein Problem.

● … bei Minderwertigkeitsgefühlen als Folge davon, dass GELB-Typen ihre Schnelligkeit und Flexibilität als Fehler ausgelegt werden – z. B. als Sprunghaftigkeit, Flüchtigkeit oder Unzuverlässigkeit.

● … bei Minderwertigkeitsgefühlen als Folge davon, dass andere Menschen einem die eigene Langsamkeit vorwerfen – das ist häufig bei erwachsenen BLAU-Typen der Fall. Besonders bei Kindern mit BLAU-Energie muss man darauf achten, dass dies vermieden wird, um nachhaltigen Beeinträchtigungen des Selbstwertgefühls vorzubeugen (siehe dazu auch Impatiens, Seite 93).

Bei Kindern empfiehlt sich Larch,

… wenn sie sich wenig am Unterricht beteiligen aus Angst, sich zu blamieren. Neue Sachen, die ihnen schwierig erscheinen, fangen sie gar nicht erst an. Sie brauchen viel Anerkennung und Ermunterung, es doch erst einmal zu probieren. Sollen sie vor der Klasse etwas an die Tafel schreiben oder sagen, reagieren sie verwirrt und wirken sehr nervös.

20 Mimulus – die Tapferkeitsblüte

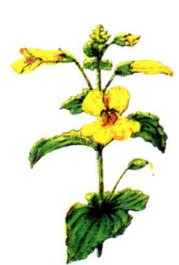

Schlüsselsymptome

Furchtsamkeit, Scheu; spezifische Ängste, die man benennen kann; »Angst vor der Welt«.

Mimulus ist z. B. angezeigt

🟠 … bei Angst, dass eine ärztliche Untersuchung schmerzhaft werden könnte. Das empfindliche GELB-Naturell malt sich die Schmerzen im Kopf aus und nährt die Angst durch seine Gedanken.

🔵 … bei Angst vor einer Veränderung oder materiellen Einbuße. Besonders für BLAU sind dies häufiger Anlässe zu Sorgen und Ängsten.

🔴 … bei Angst davor, beruflich oder sozial keine gute Figur zu machen. Ängste, im Wettbewerb mit anderen schlechter abzuschneiden, stören am ehesten das innere Gleichgewicht eines ROT-Typs.

Bei Kindern empfiehlt sich Mimulus,

… wenn z. B. Arztbesuche zur Katastrophe werden, das Kind sich an die Mutter klammert, weint und sich vor dem Arzt versteckt.

… wenn sie zaghaft sind und im Alltag zu vielen kleinen Ängstlichkeiten neigen, sich z. B. nicht trauen, mit der Rolltreppe zu fahren, im Restaurant allein auf die Toilette zu gehen, die Tiere im Streichelzoo anzufassen, zu Weihnachten ein Gedicht aufzusagen usw.

Von der Angst vor der Welt …

… zum Vertrauen in die Welt

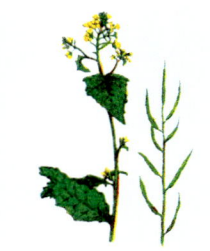

21 Mustard – die Lichtblüte

Schlüsselsymptome

Perioden tiefer Traurigkeit, die plötzlich ohne erkennbare Ursache kommen und gehen.
Diese Blüte wird von allen drei Reaktionstypen in gleicher Form erlebt.

*Vom Seelen-
schmerz …*
… zur Seelengröße

Mustard ist z. B. angezeigt,

● • ● • ● …wenn man wie aus heiterem Himmel und ohne erkennbare Ursache von lähmender Trägheit oder Traurigkeit überfallen wird, die dann ebenso überraschend wieder verschwindet. Urplötzlich fühlt man sich niedergeschlagen und bedrückt. Man hat zu nichts mehr Lust, kann sich nicht mehr freuen, weint leicht, ist völlig introvertiert. Man findet keinen logischen Zusammenhang zwischen diesem Zustand und seinem sonstigen Leben. Anderen gegenüber kann man diese Stimmung nicht überspielen oder durch Vernunftargumente davon abgebracht werden. Man ist ihr ausgeliefert und fühlt sich wie befreit, wenn die Stimmung von selbst wieder vergeht.

Bei Kindern empfiehlt sich Mustard,

…wenn sie melancholisch in der Ecke sitzen und tieftraurig wirken. Versuche, sie aufzumuntern, gelingen nur für einen kurzen Augenblick. Fragt man sie, was sie haben, können sie keinen Grund für ihre Traurigkeit nennen.

22 Oak – die Ausdauerblüte

Schlüsselsymptome

Gefühl wie ein niedergeschlagener und erschöpfter Kämpfer, der trotzdem tapfer weitermacht und nie aufgibt.

Oak ist z. B. angezeigt,

🔴 …wenn man nur noch aus Pflichtgefühl weiterarbeitet, weil man es versprochen hat und sein berechtigtes Bedürfnis nach Entspannung oder Erholung ignoriert. Bei ROT ist dies ein häufiges Problem.

🔵 …wenn BLAU seine angeborene Ausdauer übertreibt und nur noch wie ein Roboter freudlos weitermacht, um andere nicht zu enttäuschen.

🟡 …wenn eine länger andauernde Anstrengung – z. B. Prüfungsvorbereitung – bevorsteht, die man durchhalten muss. GELB-Naturelle – auch Kinder – stellen sich dies in Gedanken vor und verlieren dann von vornherein jede Motivation für das Lernen.

Vom Pflichtkämpfer …
… zum entspannten Sieger

Bei Kindern empfiehlt sich Oak,

…wenn sie andere Menschen nicht um Hilfe bitten können. Haben sie z. B. in der Schule oder im Verein eine Aufgabe übernommen, machen sie zäh allein weiter, auch wenn es eigentlich für sie zu viel ist. Sie wollen nicht aufgeben, weil sie auf keinen Fall ihre Freunde enttäuschen möchten.

…wenn sie eine Aufgabe unbedingt noch am gleichen Tag zu Ende machen möchten. Trotz Erschöpfung sitzen sie z. B. über einer Hausaufgabe, die erst in zwei Tagen abgegeben werden muss.

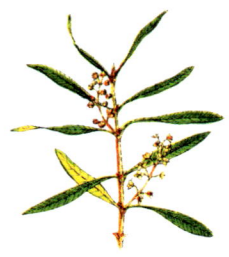

23 Olive – die Regenerationsblüte

Schlüsselsymptome

Gefühl der völligen Erschöpfung bzw. extremen Ermüdung von Körper und Geist.

Olive ist z. B. angezeigt,

Von der
Erschöpfung ...
... zur Kraftquelle

● … wenn man es in seiner Arbeit übertrieben hat – z. B. monatelanges Ansammeln von Überstunden – und sich dadurch ausgebrannt fühlt. Bei ROT tritt dieses Problem häufig auf.

● … wenn man sich ausgepowert fühlt, weil man lange in einem zu hektischen Umfeld und in einem zu schnellen Tempo arbeiten musste. Dies trifft häufig für BLAU-Typen zu.

● … wenn man gleichzeitig zu vielen körperlichen und geistigen Reizen ausgesetzt war, die das Nervenkostüm überfordert haben – z. B. auf einer Gruppenreise. GELB-Typen sind hierfür besonders anfällig.

Bei Kindern empfiehlt sich Olive,

… wenn sie durch die Schule und ein großes Pensum außerschulischer Aktivitäten, z. B. Sport, Musikunterricht, Ballett etc., viel zu wenig Zeit zum Ausruhen und Spielen haben und völlig erschöpft sind. Neben einer Überprüfung der Aktivitäten und kindgerechten Gestaltung des Tages – dies ist Aufgabe der Eltern und der Schule – hilft Olive bei der Regeneration und dem Wieder-zu-neuen-Kräften-kommen.

24 Pine – die Selbstakzeptanzblüte

Schlüsselsymptome

Nicht angebrachte und übersteigerte Schuldgefühle, Selbst-
vorwürfe, innere Bedrücktheit.

Pine ist z. B. angezeigt,

🟡 …wenn man sich mit Vorwürfen auseinandersetzen muss,
die nicht berechtigt sind – z. B. man rede zu viel, sei zu ober-
flächlich, reagiere zu lässig. Dies kann einem GELB-Reaktions-
typen aufgrund seines Verhaltens häufiger geschehen als den
anderen Typen.

🔴 …wenn man merkt, dass man dazu neigt, bei Miss-
erfolgen schnell anderen die Schuld zuzuschieben, weil
man sein Selbstbild nicht beschädigen will. Oft trifft dies auf
ROT zu.

🔵 …wenn man die Erwartungen anderer Menschen, z. B.
Familienmitglieder oder Freunde, nicht erfüllen konnte – auch
wenn diese unangemessen waren. Häufig leidet BLAU unter
solchen Situationen.

Bei Kindern empfiehlt sich Pine,

…wenn sie sich eigene Fehler schlecht verzeihen können,
während sie bei anderen sehr verständnisvoll reagieren, wenn
denen einmal etwas misslungen ist.

…sie schnell die Schuld bei sich suchen, wenn in ihrer Umgebung etwas nicht stimmt, wenn sie z. B. glauben, dass sie
schuld sind, wenn die Mutter traurig ist oder die Eltern sich
streiten.

Von der Selbst-
verdammung …
… zum Selbstrespekt

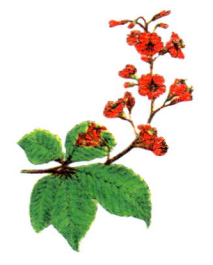

25 Red Chestnut – die Abnabelungsblüte

Schlüsselsymptome

Übertriebene Sorge und Angst um andere, zu starke innere Verbundenheit.

Red Chestnut ist z. B. angezeigt,

Von der Symbiose ...

... zur Eigen-

ständigkeit

● … wenn man sich zu viele Gedanken um Angelegenheiten von Familienmitgliedern oder Privatangelegenheiten seiner Kollegen macht. Oft ist das beim Reaktionstyp BLAU der Fall.

● … wenn einem die Aufmerksamkeit und Fürsorge von nahen Angehörigen auf die Nerven gehen und man sich am liebsten davon befreien würde. Das auf der Gefühlsebene unabhängigere GELB-Naturell braucht einen gewissen Freiraum, zu dem ihm Red Chestnut verhelfen kann.

● … wenn man seine eigenen ehrgeizigen Anteile nicht leben kann und sie auf andere projiziert – wenn z. B. eine Mutter mit ausgeprägtem ROT-Naturell die schulische und berufliche Entwicklung der Tochter besonders nachdrücklich fördert, weil sie selbst wegen der Geburt der Tochter ihre eigene erfolgreiche Karriere nicht weiterverfolgen konnte.

Bei Kindern empfiehlt sich Red Chestnut,

… wenn sie auffällig oft fragen: »Wo gehst du hin? Wann kommst du wieder?« – oder wenn sie Angst haben, dass man vergessen könnte, sie vom Kindergarten abzuholen.

… wenn ein Kind auffällig oft die gleichen Krankheitssymptome bekommt, die ein krankes Familienmitglied hat.

26 Rock Rose – die Eskalationsblüte

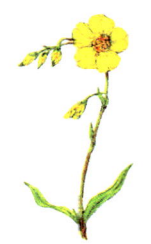

Schlüsselsymptome

Akute Angstzustände, innere Panik, Nervenflattern.

Rock Rose ist z. B. angezeigt,

🟡 … wenn man unter Stress den Überblick verliert, sich fühlt wie ein kopfloses Huhn. GELB-Typen reagieren oft so.

Von der Panik …
… zum Heldenmut

🔴 … wenn man sich bei einem heftigen Streit in eine starke Erregung bis Panik hineinsteigert. Besonders ROT-Typen neigen zu großen Emotionen. Wenn sie in einer leidenschaftlichen Auseinandersetzung die Kontrolle verlieren, kann es zu über-schießenden Rock-Rose-Reaktionen kommen.

… wenn man ein hohes Risiko eingegangen ist – z. B. eine wagemutige berufliche Entscheidung getroffen hat. Auch das eine Situation, in die eher ROT-Typen geraten.

🔵 … BLAU-Typen sind nicht sehr gefährdet, das Gleichgewicht auf diese Art überschießend zu verlieren. Werden sie allerdings gezwungen, etwas viel schneller zu machen, als es ihrem Tempo entspricht, können auch sie extrem nervös reagieren.

Bei Kindern empfiehlt sich Rock Rose,

… wenn sie panisch reagieren, wenn man z. B. mit ihnen ganz schnell einen Hügel hinunterläuft oder ins Wasser rennt.

… wenn sie nachts schreiend aus einem Alptraum erwachen – dann holt Rock Rose sie oft in die Gegenwart zurück.

… wenn sie panische Angst bei Gewitter oder starkes Lampen-fieber vor der Schule haben.

27 Rock Water – die Flexibilitätsblüte

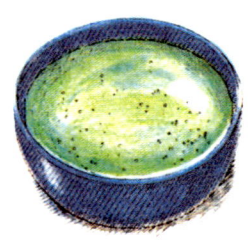

Schlüsselsymptome

Strenge und starre Ansichten, unterdrückte Bedürfnisse; man ist zu hart zu sich selbst.

Rock Water ist z. B. angezeigt,

Vom Disziplin-
dogma ...
... zur Achtsamkeit

● … wenn man Regeln – z. B. Ernährungsvorschriften oder bestimmten Trainingsdisziplinen – zu starr folgt, ohne zu merken, ob diese guttun oder eher schaden. Der GELB-Typ ist zwar eigentlich flexibel, kann aber durch seine mentale Betonung seinem Denken zu sehr den Vorrang geben und sein wahres Empfinden nicht mehr mitbekommen.

● … wenn man in der Auseinandersetzung mit anderen zu dogmatisch argumentiert und selten fünfe gerade sein lassen kann. ROT-Typen können, wenn sie sich in eine Sache festgebissen haben, zu eisern daran festhalten oder sich einer zu strengen Disziplin unterwerfen. Auch bei hohem Perfektionsanspruch ist Rock Water angezeigt.

● … wenn vor allem dem BLAU-Typ in seiner Tätigkeit zu viel Disziplin abverlangt wird und er sich keine Pausen gönnen kann – denn dann unterdrückt er elementare Bedürfnisse.

Bei Kindern empfiehlt sich Rock Water,

… wenn sie ein straffes Lernpensum absolvieren müssen und die Zeit zum entspannenden Spielen sehr knapp ist.

… wenn sie einen sehr starken Hang zur Perfektion zeigen und z. B. eine Zeichnung, die ihnen noch nicht gut genug erscheint, immer wieder neu zeichnen, bis sie endlich zufrieden sind.

28 Scleranthus – die Balanceblüte

Schlüsselsymptome

Unschlüssig, sprunghaft; innerlich unausgeglichen; Meinung und Stimmung wechseln von einem Moment zum anderen.

Scleranthus ist z. B. angezeigt,

● …wenn man – z. B. bei Hausaufgaben, in Gesprächen oder bei der Arbeit – mit seiner Aufmerksamkeit wie ein Grashüpfer hin und her springt und nicht bei einer Sache bleiben kann – eine typische GELB-Reaktion.

● …wenn man sich in einem Gefühlskonflikt nicht entscheiden kann – z. B. zwischen zwei Partnern. ROT ist häufiger in Gefühlskonflikte verstrickt als die beiden anderen Reaktionstypen.

● …wenn man ewig braucht, um sich durchzuringen, ob man sich von etwas trennen oder es behalten soll. Häufig hat BLAU dieses Problem.

Von der inneren Zerrissenheit …
… zum inneren Gleichgewicht

Bei Kindern empfiehlt sich Scleranthus,

…wenn sie schon von klein auf häufig launisch und unausgeglichen reagieren.

…wenn einem Kind im Auto leicht schlecht wird.

…wenn ein Kind Angst hat hinzufallen, weil es zu Gleichgewichtsstörungen neigt.

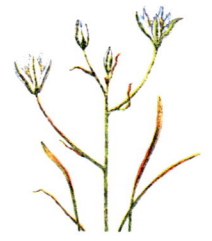

29 Star of Bethlehem – die Trostblüte

Schlüsselsymptome

Nachwirkungen von körperlichen, seelischen oder geistigen Schocks, egal, ob weit zurückliegend oder erst kürzlich geschehen; der »Seelentröster«.

Vom Schock ...

... zur Reorientierung

Star of Bethlehem ist z. B. angezeigt,

🔵 ... wenn man von einem unerwarteten Ereignis so getroffen wird, dass man noch lange wie betäubt ist und nichts Neues an sich herankommen lassen will. Besonders bei BLAU ist dies eine typische Reaktion.

🔴 ... wenn völlig unerwartet etwas Nachteiliges eingetreten ist. Ein ROT-Typ kann dann einen Schock erleben, der seine Dynamik bremst und ihn in seinem Antrieb lähmt.

🟡 ... wenn man – besonders als GELB-Typ – lernen muss, die Empfindsamkeit eines anderen Menschen – z. B. des Partners – nachzuvollziehen. GELB-Typen sind sensibel genug, um mitzubekommen, dass der Partner etwas hat, können aber seine Gefühle häufig nicht nachempfinden, weil sie rationaler strukturiert sind. Oft reagieren sie in solchen Situationen sehr irritiert.

Bei Kindern empfiehlt sich Star of Bethlehem,

... wenn ein Kind längere Zeit bedrückt oder traurig wirkt, nicht essen oder spielen mag; dann kann ein Schock dahinterstecken, z. B. ein Streit, der das Kind sehr belastet. Man sollte das Kind darauf ansprechen und fragen, ob etwas passiert ist.

... wenn ein unerwartetes Ereignis, z. B. der Tod des Großvaters, das Kind sehr mitgenommen hat und es sich nach längerer Zeit immer noch nicht davon erholt hat.

30 Sweet Chestnut – die Erlösungsblüte

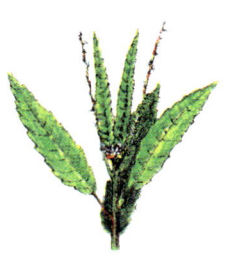

Schlüsselsymptome

Wenn sich eine Situation so zugespitzt hat, dass man glaubt, die Grenze dessen, was ein Mensch ertragen kann, sei nun erreicht; tiefste Verzweiflung in extremen Situationen.

Sweet Chestnut ist wann z. B. angezeigt?

Durch die Nacht …
… zum Licht

Sweet-Chestnut-Zustände sind meist akut, wenig typbezogen. Eine Krisensituation hat eine Phase erreicht, in der man meint, sie nicht mehr länger ertragen zu können. Man sieht kein Licht mehr, keine Möglichkeit mehr, etwas zu verändern, weil man schon alles versucht hat. Jetzt weiß man nicht mehr weiter und ist darüber zutiefst verzweifelt, fühlt sich extrem hilflos und isoliert. Die einzelnen Typen zeigen in diesem Zustand ihrem Naturell gemäß eher folgende Reaktionen:

- 🟡 … ist eher extrem verwirrt.

- 🔴 … ist eher extrem erregt.

- 🔵 … ist eher extrem verzweifelt und ratlos.

Bei Kindern empfiehlt sich Sweet Chestnut,

… wenn sie dazu neigen, Probleme und Schwierigkeiten so zu dramatisieren, dass sie sich regelrecht in sie hineinsteigern.

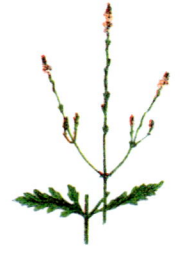

31 Vervain – die Begeisterungblüte

Schlüsselsymptome

Im Übereifer, sich für eine gute Sache einzusetzen, treibt man Raubbau mit seinen Kräften; reizbar bis fanatisch.

Vervain ist z. B. angezeigt,

Vom Welt-
verbesserer …
… zum Fackelträger

● … wenn man sich für eine Idee extrem begeistert oder von der Begeisterung eines anderen Menschen mitreißen lässt. Besonders GELB passiert dies oft. In seinem übermäßigen Enthusiasmus redet er unaufhörlich auf andere Menschen ein und versucht, sie zu überzeugen. Gleichzeitig ist er unruhig, wie getrieben und nervlich überreizt. Er kann kaum noch stillsitzen, ist hektisch, kann aber nicht lange bei einer Sache bleiben.

● … wenn man – besonders als ROT-Typ – zu Übertreibungen jeder Art neigt, sich leidenschaftlich in seine Arbeit hineinsteigert und dazu neigt, seinen Einsatz zu übertreiben. Kaffee, Zigaretten, Alkohol werden oft im Übermaß konsumiert.

● … wenn es vor allem dem BLAU-Typ schwerfällt, ein Ende zu finden – z. B. beim Essen, Kaufen, Fernsehen.

Bei Kindern empfiehlt sich Vervain,

… wenn sie sich sehr aufregen, sobald sie eine Ungerechtigkeit mit ansehen müssen, z. B. wenn ein Tier misshandelt wird oder einem anderen Kind in der Schule Unrecht widerfährt.

… wenn ein Kind abends so aufgedreht ist, dass es nicht ins Bett zu bekommen ist.

… wenn ein Kind vor Begeisterung so schnell spricht, dass es stottert und nichts Sinnvolles mehr herausbringt.

32 Vine – die Autoritätsblüte

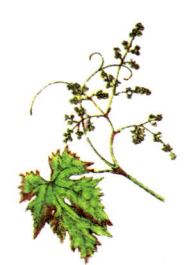

Schlüsselsymptome

Dominierend, ehrgeizig, machtorientiert; »der kleine Tyrann«.

Vine ist z. B. angezeigt,

🔴 …wenn man ohne Rücksicht auf Verluste versucht, seinen Willen durchzusetzen. Wenn ein ROT-Typ aus der Balance gerät, ist er leicht geneigt, seine Durchsetzungsstärke für rein egoistische Ziele einzusetzen.

Führen …
… und sich führen
lassen

🔵 …wenn BLAU lernen muss, einem Machtkampf – und sei es um die Fernbedienung des Fernsehers – nicht immer wieder auszuweichen, sondern auch einmal seine eigenen Wünsche durchzusetzen.

🟡 …wenn man als GELB-Typ in eine Führungsposition befördert wird und sich damit auseinandersetzen muss, andere zu führen, zu kontrollieren, verlässlich zu sein. Ebenso wie für BLAU ist das Thema Macht und Durchsetzung für GELB-Typen im Prinzip nicht besonders interessant. Die Hauptsache ist für sie, frei ihren Ideen und ihrer Neugier folgen zu können.

Bei Kindern empfiehlt sich Vine,

…wenn ein Kind etwas tun soll, das es nicht nachvollziehen kann und es dann nicht tut – z. B. seine Sachen aufräumen, weil Besuch kommt.

…wenn ein Kind beim Spielen sehr schlecht verlieren kann.

…wenn ein Kind fordert, dass die anderen Kinder spielen sollen, was es vorschlägt, und aggressiv wird, wenn die anderen dies nicht wollen – »der kleine Tyrann«.

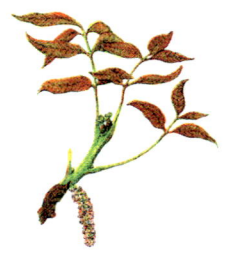

33 Walnut – die Verwirklichungsblüte

Schlüsselsymptome

Verunsicherung, Beeinflussbarkeit, Wankelmut – vor allem bei Übergängen in neue Lebensphasen.

Walnut ist z. B. angezeigt,

Von Beeinfluss-barkeit ...
... zu innerer Festigkeit

● … wenn man sich zu viel von anderen in seine eigenen Angelegenheiten reinreden lässt und nachher nicht mehr wirklich weiß, was man eigentlich selbst wollte. Häufig reagiert GELB so.

● … wenn man sich mit einer neuen Idee allein gelassen und verunsichert fühlt, weil man aus dem Umfeld keine Unterstützung bekommt. Oft ist das bei ROT der Fall.

● … wenn man sich in seinem Handeln zu stark von Anstandsregeln oder Konventionen beeinflussen lässt. Oft trifft das auf BLAU zu.

Bei Kindern empfiehlt sich Walnut,

… wenn sie sich bei einem einmal gefassten Entschluss von anderen verunsichern lassen, z. B. auf Vorschlag des Vaters in ein Bild noch ein Auto einzeichnen, auch wenn sie es ohne diese »Zutat« eigentlich genau richtig fanden.

… besonders oft in Zeiten innerer und äußerer Wandlung und Reifung zur Erleichterung des Übergangs und zur Stabilisierung, z. B. in der Zahnungsphase.

34 Water Violet – die Kommunikations-blüte

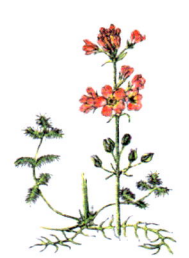

Schlüsselsymptome

Innere Reserviertheit, stolze Zurückhaltung, isoliertes Überlegenheitsgefühl.

Water Violet ist z. B. angezeigt,

🔴 … wenn man zu wenig Wert auf die Kommunikation mit anderen Menschen legt, weil man davon überzeugt ist, dass von ihnen ohnehin kein brauchbarer Beitrag kommt. Häufig verfallen ROT-Typen in diese Haltung.

🟡 … wenn man in der Beziehung zu einem anderen Menschen immer wieder zwischen Offenheit und Rückzugstendenz hin und her gerissen wird. Besonders beim GELB-Typ, der sich nicht sehr gern festlegt, ist das häufiger zu beobachten.

🔵 … wenn man sich aus Konfliktsituationen grundsätzlich heraushält oder sofort innerlich zurückzieht. BLAU neigt häufig zu dieser Reaktion.

Von der Isolation …
… zum Miteinander

Bei Kindern empfiehlt sich Water Violet,

… wenn sie dazu neigen, sich von kleinen Meinungsverschiedenheiten so irritieren zu lassen, dass sie von einem Moment auf den anderen mit dem vorher besten Freund nichts mehr zu tun haben wollen.

… wenn sie sich für die Spiele der anderen Kinder nicht interessieren und sie langweilig finden. Sie kapseln sich ab und werden von den anderen Kindern für arrogant gehalten. Sie fühlen sich aber am wohlsten, wenn sie etwas für sich allein machen können.

109

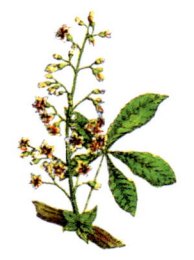

35 White Chestnut – die Gedankenblüte

Schlüsselsymptome

Unaufhörliches Kreisen bestimmter Gedanken im Kopf, man wird sie nicht wieder los; innere Monologe und Dialoge. Dieser Zustand wird von allen drei Reaktionstypen sehr ähnlich erlebt.

Vom Mental-karussell ...

... zur inneren Ruhe

White Chestnut ist z. B. angezeigt

● … bei GELB, wenn es zu viele Informationen und Reize aufgenommen hat – z. B. Lektüre, Musik, Gespräche.

● … bei ROT, wenn es sich bei der Lösung einer Aufgabe zu stark unter Druck setzt und gedanklich auf der Stelle tritt.

● … bei BLAU, wenn es sich zu viele Gedanken darüber macht, was es noch alles tun müsste, um sich zu versorgen oder wirtschaftlich abzusichern.

Bei Kindern empfiehlt sich White Chestnut,

… wenn sie immer und immer an etwas Bestimmtes denken müssen, z. B. ob sie zu Weihnachten wohl die Playstation bekommen oder nicht, und dadurch zu wenig Konzentration für die Schulaufgaben aufbringen können.

36 Wild Oat – die Berufungsblüte

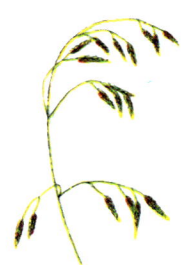

Schlüsselsymptome

Unbestimmtheit in den Zielvorstellungen; Unzufriedenheit, weil man seine Lebensaufgabe nicht findet.

Wild Oat ist z. B. angezeigt,

🔴 … wenn man mehrere Ziele zur gleichen Zeit verfolgt und zeitweise unschlüssig ist, wie man die Prioritäten setzen soll – eine Situation, in die ROT-Typen aufgrund ihrer dynamisch-vorwärtsstrebenden Veranlagung von Zeit zu Zeit geraten können. Wenn sie sich dann wieder festgelegt haben, können sie wie gewohnt fokussiert weiterarbeiten.

🟡 … wenn man sich, innerlich unstet, wie man ist, immer wieder für neue Ideen interessiert, dafür andere fallen lässt und so den inneren roten Faden verliert – eine typische Reaktion bei GELB.

🔵 … wenn BLAU-Typen mit Veränderungssituationen konfrontiert werden, in denen Entscheidungen zu treffen sind. Da sie eigentlich wollen, dass alles so bleibt, wie es ist, sind sie es nicht gewohnt, flexibel auf Veränderungen zu reagieren und entsprechend unsicher. Müssen sie z. B. in eine neue, kleinere Wohnung umziehen, können sie sich oft nicht entscheiden, welche Sachen sie mitnehmen sollen.

Vom Suchen …
… zum Finden

Bei Kindern empfiehlt sich Wild Oat,

… wenn ein Kind dazu neigt, viele Dinge anzufangen, aber nichts zu Ende bringt, weil es ihm plötzlich keinen Spaß mehr macht.

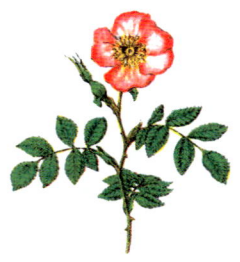

37 Wild Rose – die Blüte der Lebenslust

Schlüsselsymptome

Teilnahmslosigkeit, Apathie, Resignation, innere Kapitulation.

Wild Rose ist z. B. angezeigt,

Von der Lethargie …
… zur Lebensfreude

🟡 …wenn man in seiner Kindheit lange Zeit schwierigen, einengenden Lebensumständen ausgesetzt war – z. B. in einem sehr strengen Kinderheim aufwuchs, wo sich die eigene Spontaneität nicht nachhaltig entfalten konnte. So etwas betrifft häufig das GELB-Naturell.

🔵 …wenn man sich apathisch mit etwas abgefunden hat – z. B. bei unerfülltem Kinderwunsch – und von sich aus nicht mehr darüber spricht. Dies ist eine typische BLAU-Reaktion.

🔴 Der Wild-Rose-Zustand ist generell nicht einfach zu erkennen, da er häufig von anderen Zuständen überlagert wird. So ist der Zustand bei ROT selten sichtbar, weil er sehr oft durch Vervain kompensiert wird.

Bei Kindern empfiehlt sich Wild Rose,

…wenn einem Kind scheinbar alles egal ist, es eine leise Traurigkeit ausstrahlt und keinerlei Lebensfreude zeigt.

38 Willow – die Schicksalsblüte

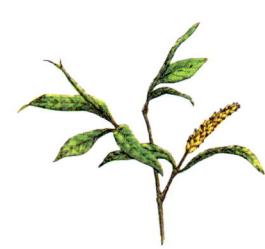

Schlüsselsymptome

Innerer Groll, Verbitterung; man fühlt sich als Opfer des Schicksals.

Willow ist z. B. angezeigt,

🔴 … wenn ROT sich beruflich oder privat in eine Situation hineinmanövriert hat, auf die es jetzt keinen Einfluss mehr nehmen kann und sich als Opfer fühlt.

🟡 … wenn man Opfer unpassender Lebensumstände ist – man lebt z. B. in einem Mietshaus, in dem es zu laut ist und die Nachbarn sich grob und rücksichtslos verhalten. Das GELB-Naturell reagiert hierauf sehr empfindlich. Dies gilt besonders für Kinder, auch wenn sie es meist nur unbewusst spüren.

🔵 … wenn man von einem nahestehenden Menschen »verlassen« wurde – z. B. wenn ein Kind von zu Hause auszieht. Bei BLAU sind dann Gefühle von Ohnmacht und Machtlosigkeit besonders typisch.

Vom Schicksalsgroll …
… zur Selbstverantwortung

Bei Kindern empfiehlt sich Willow,

… wenn ein Kind sehr schnell sagt: »Daran bin ich nicht schuld.« Oder es beklagt sich, dass ein anderes Kind ihm etwas weggenommen oder es geschlagen hat. Der Ton ist meist vorwurfsvoll. Oft wird auch gejammert: »Immer bekommt der alles – und ich nichts!«

113

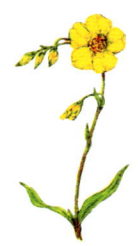 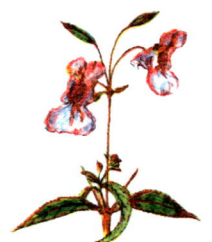 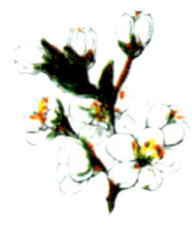

39 Rescue – das Notfallmittel

Rescue ist eine Kombination aus fünf Bach-Blüten für besondere Stresssituationen und seelische Notfälle, die bei jedem Reaktionstyp wirkt. Denn mit dieser Blütenzusammenstellung erfasste Edward Bach ein übergeordnetes archetypisches menschliches Reaktionsmuster – etwas, was jeder Mensch durchmacht, wenn ihn ein Ereignis so überfordert, dass seine Seele-Geist-Körper-Integration gefährdet wird. Man findet darin folgerichtig die Stressreaktionen aller drei Reaktionstypen wieder.

Die Einnahme von Rescue ist keine Bach-Blütentherapie!

Rescue ersetzt demnach keine Bach-Blütentherapie, sondern ist bestenfalls eine Vorstufe dazu. Reharmony bildet gewissermaßen die Brücke zwischen der Einnahme von Rescue und einer klassischen Bach-Blütentherapie zur Behandlung von individuellen seelischen Problemen.

Rescue ist angezeigt in akuten Situationen zur Wiederherstellung des seelischen Gleichgewichts und zur sofortigen Reaktivierung der Selbstheilungskräfte. Zu diesen Situationen gehören beispielsweise:

• wenn man seelisch durcheinander ist, z.B. nach einem Familienkrach,

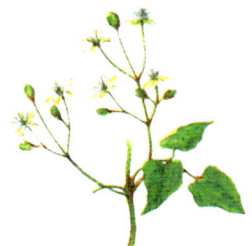 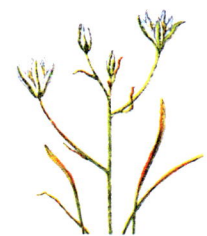

- wenn einem etwas Unangenehmes bevorsteht, z. B. ein Bewerbungsgespräch oder ein öffentlicher Auftritt,
- wenn man einen Schreck bekommen hat, z. B. nach einem Bienenstich oder einem Herzanfall,
- wenn man in einer stressgeladenen Atmosphäre arbeiten muss, z. B. an einem Abfertigungsschalter am Flughafen.

Bach erkannte, dass in einer Stresssituation bei jedem Menschen die folgenden fünf Verhaltensmuster in unterschiedlicher Gewichtung auftreten:

Rescue erfasst Verhaltensmuster, die zu den Stressreaktionen aller drei Reaktionstypen gehören.

Rock Rose Nervliche Überreaktion, Kopflosigkeit, Panikgefühle

Impatiens Starke Nervosität, mentaler Stress, Gereiztheit, Fluchtendenz, überschießende Handlungsimpulse

Cherry Plum Gefühlsstau; äußere Ruhe, innerer »Vulkan«; Angst, die Kontrolle zu verlieren

Clematis Tendenz zum geistigen Abdriften, zum Gefühl, weit weg zu sein

Star of Bethlehem »Totstellreflex«, Erstarrung, Schreck, Betäubung

Anhang

Die praktische Anwendung der Reharmony-Mischungen

Die Reharmony-Formeln stehen als Mischungen in 50-Milliliter-Flaschen mit Sprühaufsatz zur Verfügung. 1 Flasche reicht für eine Kur von 6 Wochen.

Anwendungsdauer

Eine Reharmony-Kur dauert rund sechs Wochen.

• Die Reharmony-Mischung wird kurmäßig 4 bis 6 Wochen lang angewendet – so lange, bis die Flasche leer ist. In der Regel wird man nach Ablauf von ca. 3 bis 6 Wochen feststellen, dass man sich insgesamt harmonischer und wohler fühlt.

• Wenn man dann das Gefühl hat, dass eine Grundharmonisierung noch nicht vollständig erreicht ist, kann man die gleiche Mischung auch länger einnehmen.

• Man kann alternativ – am besten zusammen mit einem Gesprächspartner – erneut den Fragebogen ausfüllen und überprüfen, ob das Ergebnis gleich geblieben ist oder ob sich einzelne Antworten verändert haben. Möglicherweise wird jetzt eine andere Reharmony-Mischung gebraucht.

• Falls Sie sich nach dem Auswerten des Fragebogens statt zur ermittelten Formel eher zu einer anderen Formel hingezogen fühlen, könnte es auch sein, dass Ihr angeborener Reaktionstyp umständebedingt von einer anderen Reaktionsstruktur überlagert ist, die vorrangig reharmonisiert werden muss. Nehmen Sie in diesem Fall die Formel, zu der Sie sich jetzt am meisten hingezogen fühlen. Die mit der Anleitung auf Seite 72/73 ermittelte Reharmony-Mischung ist dann vielleicht im nächsten Schritt als »Follow-up« noch besser angezeigt.

Dosierung

Täglich mindestens 2 mal 2 Sprühstöße, morgens nach dem Aufstehen und abends vor dem Schlafengehen. (Ein Abstand von mindestens 15 Minuten Wartezeit zur eventuellen Einnahme von Arznei- oder Nahrungsergänzungsmitteln sollte eingehalten werden.)

Je nach Bedürfnis können Sie die Mischung problemlos auch öfter oder länger einnehmen.

Kombinierbarkeit

Die Reharmony-Mischung kann, wie jede andere Bach-Blütenmischung auch, parallel zu jeder anderen Medikation eingenommen werden.

Die gleichzeitige Einnahme von Reharmony und einer individuellen Bach-Blütenmischung ist allerdings nicht sinnvoll. Möglich ist jedoch eine gleichzeitige, vorübergehende (tageweise) Einnahme von einzelnen Bach-Blüten im Wasserglas.

Die gleichzeitige Einnahme von Reharmony und einer individuellen Bach-Blütenmischung ist nicht sinnvoll.

Die praktische Anwendung der Original Bach-Blüten

Die Bach-Blütenkonzentrate sind in Apotheken (einzeln oder als Set von 38 Konzentraten und 2-mal Rescue) erhältlich. Akut nimmt man Bach-Blütenkonzentrate in einem Glas mit Wasser ein (2 Tropfen von jeder ausgewählten Blüte auf 1 Glas Wasser). Für die längerfristige Einnahme hat sich die Zubereitung einer Einnahmeflasche bewährt: dazu ein 30-Milliliter-Tropfpipettfläschchen mit stillem Mineralwasser füllen, gegebenenfalls

Alkohol zur Konservierung hinzufügen (im Verhältnis ¾ Wasser : ¼ Alkohol). Pro ausgewählter Blüte 3 Tropfen aus der Konzentratflasche in das Fläschchen geben. Wenn nicht anders verordnet, nimmt man 4-mal täglich 4 Tropfen aus dieser Einnahmeflasche ein.

Verwendete und empfohlene Literatur

Burang, Theodor: *Tibetische Heilkunde.* Origo Verlag, Zürich 1974

Chopra, Dr. med. Deepak: *Die Körperseele. Grundlagen und praktische Übungen der Ayurveda-Medizin.* Knaur Verlag, München 1993

Frawley, Dr. David: *Vom Geist des Ayurveda. Therapien für den Geist, Yogische ganzheitliche Medizin und ayurvedische Psychologie.* Windpferd Verlagsgesellschaft, Aitrang 1999

Huter, Carl: *Menschenkenntnis durch Körper-, Lebens-, Seelen- und Gesichtsausdruckskunde auf neuen wissenschaftlichen Grundlagen. Fünf Unterrichtsbriefe zur Einführung in die Elementarlehren der Huterschen Psycho-Physiognomik der Lehre von der natürlichen Offenbarung des organischen Lebens.* Verlag für Carl Huters Werke, Siegfried Kupfer, Schwaig bei Nürnberg 1957

Mattausch, Jutta: *Ayurveda. Die sieben Energietypen. Von Schmetterlingen, Vulkanfrauen und Wassermännern. Die Quelle der Lebensfreude entdecken.* Windpferd Verlagsgesellschaft, Aitrang 2002 (empfohlen)

Müller, Manfred: *Das Gesicht als Spiegel der Gesundheit. Visuelle Diagnostik, Krankheiten sicher und schnell feststellen. Grundlagen der Pathophysiognomie.* Haug Verlag, Stuttgart 2006 (empfohlen)

Scherer, Dieter: *Das große Ayurveda Buch. Gesundheit – im Einklang unserer Energien.* Irisiana/Heinrich Hugendubel Verlag, München 2002

Schrott, Dr. med. Ernst: *Ayurveda. Das Geheimnis Ihres Typs. Entschlüsseln Sie Ihre Wesensart und bringen Sie Körper und Geist zur vollen Entfaltung. Das jahrtausendealte Wissen des Maharishi Ayurveda.* Goldmann Verlag, München 2003 (empfohlen)

Bücher von Mechthild Scheffer zur Original Bach-Blütentherapie

Standardwerke

Mechthild Scheffer: *Die Original Bach-Blütentherapie. Das gesamte theoretische und praktische Bach-Blütenwissen.* Irisiana-Verlag, München 2008
Inhalt Der seit 1981 bewährte Klassiker Original Bach-Blütentherapie. Theorie und Praxis mit der ausführlichsten Beschreibung der 38 Bach-Blüten wurden hier von Mechthild Scheffer entscheidend erweitert, bereichert und ergänzt. Das vorliegende Standardwerk für Anwender, Lehrende und Behandler enthält in seinem völlig neuen Praxisteil:
• 127 Entscheidungsvergleiche zwischen zwei Bach-Blüten
• 450 Rezeptbausteine für Bach-Blütenmischungen
• Ratgeber-Abc mit Antworten auf die häufigsten Fragen
• Doppelfragebögen mit Checkliste zur Auswahl der passenden Bach-Blüten
Auch als Hörbuch erhältlich.

Mechthild Scheffer: *Bach-Blütentherapie. Das Lehrbuch für die therapeutische Praxis.* Elsevier-Verlag, München 2008
Inhalt Das Fachbuch vermittelt die Bach-Blütentherapie authentisch und vollständig und bietet praxisgerecht strukturierte Mittelbilder mit fundierten Informationen zu Indikationen, Diagnostik und Therapie. Therapeutische Vereinfachungen sowie

Einsatzmöglichkeiten und Fallbeispiele aus verschiedenen medizinischen Fachgebieten werden aufgezeigt. Mit hilfreichem Material wie Fragebögen, differenzialdiagnostischer Übersicht und Patienteninformationen.

Ergänzung zu den Standardwerken

Mechthild Scheffer: *Der Original Bach-Blüten Check-up. Wo stehe ich – wo will ich hin?* Irisiana-Verlag, München 2006
Inhalt Ein innovativer Zugang zu den Bach-Konzepten als Verhaltensmuster der menschlichen Natur anhand von Patientenzitaten und Beispielen aus der bildenden Kunst. Auf den Kartenrückseiten erstmals ausführlich und übersichtlich die von Bach geforderte »Aufklärung über die Entstehungsursache der geistigen Missverständnisse« und ihre Korrekturmöglichkeit auf Basis geistiger Gesetze. Ein praktisches Werkzeug zur seelischen Potenzialentfaltung. Zum Selbststudium ebenso wie für die Beratungspraxis.

Edward Bach: *Blumen, die durch die Seele heilen.* Ullstein-Verlag, München 2004
Inhalt Enthält u.a. die einzigen von Bach autorisierten Fassungen seiner Hauptwerke »Die zwölf Heiler« und »Heile dich selbst« sowie weitere Bach-Schriften, ausgewählt und zusammengestellt von Mechthild Scheffer.

Zum Schnuppern

Mechthild Scheffer: *Bach-Blüten SPONTAN. Seelenkräfte für jeden Tag.* Integral-Verlag, München 2005
Inhalt Mit welcher Blütenenergie stehe ich heute in Resonanz? Spontanwahl – ohne Blütenfläschchen. Hilfreiche Inspirationen in seelischen Engpässen des Alltags. Mit den farbigen Strahlenbildern von Ludwig D. Knapp und den aufs Wesentliche konzentrierten Texten ist dieses ästhetisch anspruchsvoll gestaltete Buch ein guter Einstieg in die Blütenkonzepte und auch ein willkommenes Geschenk für alle Bach-Blütenfreunde.

Mechthild Scheffer: *Die Original Bach-Blütentherapie für Einsteiger. Die Blüten – die Anwendung – die Wirkung.* Irisiana-Verlag, München 2006
Inhalt Besonders empfohlen für Menschen, die erstmalig mit der Bach-Blütentherapie in Kontakt kommen und nun Fragen haben. Enthält einen Kurzüberblick über alle 38 Blüten, den Kompaktfragebogen, ein umfangreiches Kapitel zu Rescue, praktische Hinweise zu Selbstdiagnose und Dosierung, zur Anwendung bei Kindern und auch bei Haustieren.

Zur Vertiefung

Mechthild Scheffer: *Die Original Bach-Blütentherapie zur Selbstdiagnose.* Irisiana-Verlag, München 2004
Inhalt Ein Übungsprogramm, mit dem man Bach-Blütenkonzepte, die man noch nicht aus eigener Erfahrung kennt, in ihrer negativen und positiven Form spielerisch erleben kann. Das zusätzlich auch optisch vorgestellte Persönlichkeitsmodell Denk-Ich/Fühl-Ich demonstriert in sinnfälligen Bildern, wie man sich in den 38 Bach-Blütenzuständen jeweils von seiner inneren Führung abschneidet und wie man wieder Anschluss findet.

Mechthild Scheffer, Wolf-Dieter Storl: *Die Seelenpflanzen des Edward Bach.* Irisiana-Verlag, München 2007
Inhalt Neue Einsichten in die Bach-Blütentherapie. In der Zusammenarbeit Mechthild Scheffers mit dem bekannten Kulturanthropologen und Ethnobotaniker Wolf-Dieter Storl erschließt dieses einzigartige Buch eine tiefere botanische und geistige Dimension der von Bach ausgewählten Pflanzen und Bäume. Mit großformatigen Bildern aller Bach-Blüten und erstmals veröffentlichten, mit meditativer Kamera entstandenen »Meta-Fotos«.

Bezugsadressen

Original Bach-Blüten

Die englischen Original Bach-Blüten von Nelson können in jeder Apotheke erworben bzw. bestellt werden.

Reharmony-Mischungen

Aktuelle Informationen zum Bezug der Reharmony-Mischungen finden Sie im Internet unter www.reharmony.de.

Beratung über Reaktionsnaturelle nach Carl Huter

Manfred Müller; Website: www.iifapp.de

Adressen zur Bach-Blütentherapie

Institute für Bach-Blütentherapie
Forschung und Lehre
Mechthild Scheffer IMS
in Deutschland, Österreich
und der Schweiz

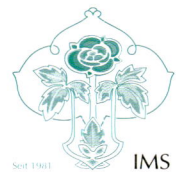

- Die originalgetreue Verbreitung, Qualitätssicherung und zukunftsorientierte Entfaltung des geistigen Erbes von Dr. Edward Bach
- Ausbildungs- und Fortbildungsveranstaltungen für Selbstanwender und Therapeuten
- Beratung in allen praktischen und theoretischen Fragen der Original Bach-Blütentherapie

Institut für Bach-Blütentherapie
Forschung und Lehre
Mechthild Scheffer IMS
Eppendorfer Landstraße 32
20249 Hamburg
Tel.: +49/(0) 40/43 25 77 10
Fax: +49/(0) 40/43 52 53
E-Mail: info@bach-bluetentherapie.de

Seminarorganisation Österreich
Institut für Bach-Blütentherapie
Forschung und Lehre
Mechthild Scheffer IMS
Pfeilgasse 29
1080 Wien
Tel.: +43/(0)1/53 38 64 00
Fax: +43/(0)1/5 33 86 40 15
E-Mail: bach-bluetentherapie@aon.at

Seminarorganisation Schweiz für
Institut für Bach-Blütentherapie
Lehre und Forschung
Mechthild Scheffer IMS
Jacqueline Eggenschwiler
Fluhstraße 29
4244 Röschenz
Tel.: +41/(0) 61/7 63 09 93
Fax: +41/(0) 61/7 63 09 48
E-Mail: jeggenschwiler@sunrise.ch

Website: www.bach-bluetentherapie.com

Über die Autorin

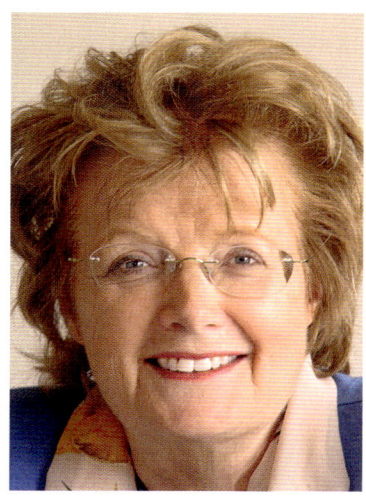

Mechthild Scheffer, internationale Fachautorität der Original Bach-Blütentherapie, führte das Werk von Dr. Edward Bach 1981 im deutschen Sprachraum ein. Seither wird die Original Bach-Blütentherapie von ihr systematisch in der Anwendung erweitert und ausgebaut.

Jahrzehntelang fungierte Mechthild Scheffer als Repräsentantin des englischen Bach Centres in den deutschsprachigen Ländern. Ihre mehr als 30-jährige Praxis- und Forschungstätigkeit fand ihren Niederschlag in 14 Büchern und diversen anderen Veröffentlichungen. Einige ihrer Bücher gelten als Grundlagenwerke der Original Bach-Blütentherapie und wurden in viele Sprachen übersetzt.

Mechthild Scheffer gründete die Institute für Bach-Blütentherapie, Forschung und Lehre in Hamburg, Wien und Zürich. Ihre Ausbildungsseminare wenden sich gleichermaßen an Therapeuten aller Fachrichtungen und engagierte Anwender.

Aktuell engagiert sich Mechthild Scheffer für die Integration der Bachschen Erkenntnisse in andere geeignete Therapieansätze sowie für Initiativen zur psychosozialen Gesundheitsvorsorge.

Verzeichnis der Bach-Blüten

Register

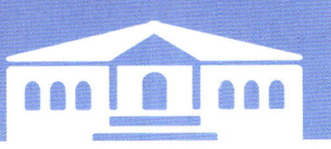

Impressum

© 2009 by Irisiana Verlag, einem Unternehmen der Verlagsgruppe Random House GmbH, 81637 München

Hinweis

Die Ratschläge und Informationen in diesem Buch sind von Autorin und Verlag sorgfältig erwogen und geprüft, dennoch kann eine Garantie nicht übernommen werden. Eine Haftung der Autorin bzw. des Verlags und seiner Beauftragten für Personen-, Sach- und Vermögensschäden ist ausgeschlossen.

Reharmony® ist eine eingetragene Marke von Mechthild Scheffer, Hamburg.

Umschlaggestaltung
Atelier Versen, Bad Aibling

Illustrationen der Blütenmotive
Andreas Roth

Illustrationen
Bernd Wiedemann, Krailing

Layout Reinhard Soll

Redaktionsleitung Karin Stuhldreier

Projektleitung Birte Schrader

Bildredaktion Christa Jaeger

Herstellung Sonja Storz

Druck und Bindung Alcione, Trento

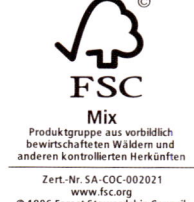

FSC
Mix
Produktgruppe aus vorbildlich bewirtschafteten Wäldern und anderen kontrollierten Herkünften
Zert.-Nr. SA-COC-002021
www.fsc.org
© 1996 Forest Stewardship Council

Verlagsgruppe Random House
FSC-DEU-0100

Das für dieses Buch verwendete FSC-zertifizierte Papier *Profimatt* wird von Sappi im Werk Ehingen produziert.

Printed in Italy

ISBN 978-3-424-15003-2
817 2635 4453 6271